# BAILANDO CON HASHIMOTO

## CÓMO LOGRÉ REVERTIR EL HIPOTIROIDISMO AUTOINMUNE APLICANDO TÉCNICAS HOLÍSTICAS EFECTIVAS

SONIA CAROLINA GONZÁLEZ

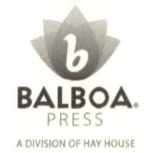

**BALBOA.**
PRESS
A DIVISION OF HAY HOUSE

Puede hacer pedidos de libros de Balboa Press en librerías o poniéndose en contacto con:

Balboa Press
Una División de Hay House
1663 Liberty Drive
Bloomington, IN 47403
www.balboapress.com
1 (877) 407-4847

El autor de este libro no ofrece consejos de medicina ni prescribe el uso de técnicas como forma de tratamiento para el bienestar físico, emocional o para aliviar problemas médicos sin el consejo de un médico, directamente o indirectamente. El intento del autor es solamente ofrecer información de manera general para ayudarle en la búsqueda del bienestar emocional y espiritual. En caso de usar la información en este libro, que es su derecho constitucional, el autor y el publicador no asumen ninguna responsabilidad por sus acciones.

ISBN: 978-1-5043-6931-2 (tapa blanda)
ISBN: 978-1-5043-6932-9 (libro electrónico)

Información sobre impresión disponible en la última página.

Fecha de revisión de Balboa Press: 11/08/2016

# CONTENIDO

# AVISO LEGAL

La información suministrada en este libro está basada en la experiencia personal y se proporciona como recurso educativo. No debe ser considerada como sustituto de consejo médico profesional, diagnóstico o tratamiento.

Por favor consulte con un profesional de la medicina holística antes de tomar decisiones sobre su condición médica.

Edición: Alexis Páez

Fotografía: Manuela Emmer

# DEDICATORIA

Dedico esta obra a todas aquellas personas diagnosticadas con tiroiditis de Hashimoto o con cualquier otra enfermedad autoinmune, con el profundo deseo de que mi experiencia en mi camino de sanación les apoye y guíe hacia el logro de la salud y conciencia plenas.

# AGRADECIMIENTOS

Sin duda alguna este libro no habría podido ver la luz sin el apoyo incondicional de mi esposo Alexis Páez. Gracias a él he podido realizar muchos de mis sueños y me he sentido con libertad plena de explorar cada campo que me intriga, permitiéndome encontrar y reconocer mi propia luz.

Agradezco a mis hijos Alejandro, Arturo y Altaïr por ser mis mejores maestros. De ellos he aprendido y continúo aprendiendo el valor de creer en uno mismo y de compartir los dones naturales sin esperar nada a cambio.

Doy gracias también a la Divinidad por los modelos femeninos que me otorgó en esta vida: mi mamá Sonia, mis abuelas Hilda y Guillermina y mi bisabuela Linda. De ellas he aprendido invaluables lecciones que pueden resumirse en la importancia de la conexión con el Espíritu mientras disfrutamos de los regalos de la madre Tierra. Esta considero es la fórmula que nos llevará como humanidad al próximo nivel de nuestra evolución.

# PRESENTACIÓN

A menudo nos encontramos en medio de una conversación, dejamos de escuchar a nuestro interlocutor y comenzamos a divagar acerca de lo que hicimos, de lo que haremos, de nuestras necesidades. O sencillamente superficialmente analizamos a quien está enfrente y juzgamos. Juzgamos su atuendo, sus ideas, su pose; juzgamos a través de nuestra lente lo que está fuera de nuestro alcance y comprensión.

Supongamos por un momento que quien está enfrente tiene una condición de salud que provoca reacciones inesperadas en esa persona como resultado de haber bebido un yogur o comido una manzana. Tú no lo sabes y esa persona no lo sabe, pero su propio cuerpo la está atacando porque es incapaz de diferenciar si está recibiendo un nutriente o un agente dañino. Esa persona podría padecer una enfermedad autoinmune y podría haber desarrollado el tipo de tiroiditis conocida como Hashimoto y todo, desde sus reacciones y estado de ánimo hasta su peso corporal y la tonicidad de su piel están fuera de control y en una lucha continua e intensa dentro de ella.

El viaje de Sonia Carolina para reencontrarse con sí misma y redefinir su presente es la línea que unifica este libro que está ahora en tus manos; es una experiencia reveladora compartida contigo por la autora que presenta la rendición como vía de comprensión y aceptación de dos principios fundamentales que son comunes a muchas culturas y filosofías: que sólo el presente existe y que tu salud depende de ti. Sus palabras nos enseñan que acoger estos principios con fe, amor y esperanza nos convierte en creadores, en artífices de nuestro destino y en escultores de nuestro ser.

Y todo esto está a nuestra disposición, al alcance de quienquiera. El viaje que estás a punto de comenzar es multidimensional: ocurre en una serie de ámbitos que son tú mismo, son a la vez y son en ti. No importa si has sido diagnosticado con Hashimoto o no, este viaje te llevará a explorar lugares brillantes y zonas oscuras que te ayudarán a liberarte de una serie de cargas pesadas, herencias que necesitas revisitar para poder dejarlas atrás. Podríamos decir que es un proceso de intercambiar ciertas energías que poseemos por nuevas energías que queremos, ésas que definan nuestro nuevo yo y que nos lleven a transitar por una senda creada por nosotros mismos; brillante, próspera, sana.

¡Buena lectura, buen viaje!

Alexis Páez

Abu Dabi, 2016.

# INTRODUCCIÓN

A la fecha no existen muchos libros en español que traten sobre la tiroiditis de Hashimoto, la causa más común de hipotiroidismo. Mayormente el contenido de los escritos existentes se enfoca en propuestas de sanación que implican ir a la causa física de la enfermedad autoinmune y empezar desde allí a sanar el cuerpo. Esto tiene todo el sentido del mundo ya que esta dolencia no es ocasionada por la tiroides per se, sino por un desbalance en el sistema inmunitario. De todos estos libros he aprendido una invalorable cantidad de información que me ha ayudado en mi camino de curación. Sin embargo, siempre estuve segura de que mi enfermedad tenía causas más profundas que no sólo residían en el plano físico.

En los últimos catorce años he sentido una inmensa pasión por entender los procesos de curación del cuerpo a través de vías naturales, medios y procesos que, aunque no saltan a la vista, están al alcance de todos. Esta pasión me llevó a adquirir y cultivar con ahínco y perseverancia mis conocimientos en medicina energética, medicina naturista, nutrición, metafísica, Reiki y ho'oponopono; tanto realizando cursos certificados como a través de la lectura de libros, artículos y otros medios. Esta preparación ha sido un viaje de crecimiento hecho a la par de mis actividades y proyectos personales como madre y profesional tanto en el ámbito corporativo como en el musical.

Durante todos esos años he sentido una gran impotencia al vivenciar que cada vez nos alejamos más de esa raza perfecta que estoy segura es nuestro molde, nuestro derecho Divino. Ya quisiera ver un mundo libre de dolor, en el que todos podamos expresar la verdad de nuestro ser sin ningún tipo de restricción. En el que todos tengamos la posibilidad de aportar lo mejor para co-crear el cielo en la tierra.

Sería magnífico que pudiéramos descifrar de manera natural los códigos de información contenidos en las enfermedades, pudiendo revertirlas sin importar nuestro nivel de acceso al dinero o a algún sistema específico de curación. Si Dios nos creó a su imagen y semejanza deberíamos entonces ser el reflejo fiel de su perfección y sólo manifestar belleza, salud y prosperidad. El ser poseedores de sus dones Divinos nos hace capaces de crear, de transformar nuestra experiencia en el mundo, a través de nuestro libre albedrío, manifestando ese patrón de perfección.

Para mí la enfermedad es un mensajero que nos invita a reflexionar y buscar respuestas en nuestro interior acerca de la intención de nuestra vida, de la razón por la cual se nos ha otorgado una energía tan poderosa que es capaz de crear día a día nuestro propio mundo. Ha sido durante mis períodos de crisis de salud en donde considero que he crecido más en mi proceso evolutivo como ser de luz. El reposo físico que requiere la sanación puede en ocasiones sentar las bases para conectarnos con nuestra propia naturaleza y crecer en entendimiento.

Pero el proceso evolutivo no tiene por qué ser doloroso. El uso de técnicas como la meditación, relajación y el pensamiento positivo nos puede ayudar a avanzar triunfantes en este camino. Sin embargo, los sistemas educativos, las instituciones y en general el diseño de nuestras vidas, basado en el uso exclusivo del hemisferio izquierdo del cerebro, nos hacen relegar a un segundo plano las prácticas espirituales y artísticas, y en algunos casos a excluirlas en su totalidad.

Es a través de rendir honor a mis virtudes artísticas y a mi amor por el crecimiento espiritual que he logrado superar mi enfermedad. A través de la práctica sostenida de la aceptación, el amor y el perdón revisando desde nuevas perspectivas mis esquemas mentales o las situaciones del pasado que han provocado choques emocionales. Es por eso que en este libro reviso las causas del hipotiroidismo ocasionado por la tiroiditis de Hashimoto desde un punto de vista holístico, no sólo considerando el plano físico sino también indagando en otros aspectos de nuestro ser multidimensional incluyendo los planos mental, emocional y espiritual.

Para cada uno de estos ámbitos hago una revisión de las teorías que he encontrado, así como de mi propia experiencia y elaboro además una reflexión sobre cuáles podrían ser los correctivos a aplicar.

La necesidad de compartir estos conocimientos y mi historia se ha convertido en mi pasión. Lo hago con la esperanza de que pueda ayudar a muchas personas que padecen de esta enfermedad y que se sienten atrapadas entre sus síntomas, tanta desinformación y algunas veces falta de apoyo de sus familiares y hasta de sus médicos. Pero por sobre todo, espero que les ayude a reconocerse como seres de luz ilimitados e integrados a una inmensa red amorosa que les rodea y que está esperando con ansias su única expresión, la manera especial de ser de cada uno.

Espero que puedan sacar provecho de mi historia y convertirse en un factor multiplicador, llevando a su vez esperanza y su propio aprendizaje a otras personas que lo necesiten.

# MI HISTORIA

## Infancia y Juventud

Recuerdo mi infancia con mucha alegría. Mis padres realmente hicieron un buen trabajo en hacerme sentir cómoda, segura y feliz. Sin embargo, uno de los recuerdos más tempranos de mi vida es de cuando tenía como cinco años, mi mamá lloraba, yo le preguntaba tomándole la cara: "mami ¿qué te pasa?", ella me contestó: "nada, sólo me duele la cabeza". De seguido la abracé y permanecí callada, sin hacer más preguntas, a pesar de que sabía que esa no era la verdad. Mi mamá, de unos ojos azules hermosos, aunque cada vez más saltones, sudaba mucho, siempre vivía como angustiada y nerviosa y yo no podía entenderlo. ¿Por qué tanta zozobra? ¿Qué es lo que pasa a mi alrededor?

Finalmente un día supe que operaron a mi mamá: "le extrajeron la glándula tiroides" alguien me comentó. Mi mamá ya no tenía razones clínicas para sudar y estar nerviosa todo el tiempo, sin embargo ella seguía actuando de esa manera.

Años más tarde, decidí estudiar ingeniería mecánica en la universidad. Todas las pruebas de habilidad numérica y verbal que realicé en bachillerato indicaron que me iría bien en esa carrera. Ciertamente siempre me gustaron las matemáticas y la física, de manera que tomé la decisión sin mucho esfuerzo. El primer año de universidad no fue fácil, siempre fui buena estudiante pero por alguna razón el período de adaptación a la universidad fue más duro de lo que esperaba. Uno de los síntomas que notaba cuando estudiaba con mis compañeros era la falta de claridad mental, a veces no lograba articular mis ideas, las palabras sencillamente se me perdían. Esta situación generó en mí una baja auto-estima, siempre me causaba terror hablarle a un grupo de más de cinco personas. Hablar en público era de las experiencias más petrificantes para mí, tanto así que casi rompía en llanto.

En mi segundo año de carrera ingresé al coro de la universidad. Siempre me gustó cantar y sentía que necesitaba una actividad artística que compensara tanto número y ciencia. El coro fue toda una revelación y rápidamente se convirtió en una actividad imprescindible. A pesar de estar más ocupada rendía mejor en mis estudios y todas mis notas empezaron a ser sobresalientes. El coro definitivamente era para mí un templo de recarga energética. Proseguí mis estudios y decidí graduarme en ingeniería a pesar de saber en mi corazón, ya para ese momento, que cantar era mi verdadera pasión. Pero debía ser práctica, porque después de todo ¿cómo iba a poder vivir del canto?

## Vida profesional

Luego de trabajar durante un tiempo como ingeniero quise llevar mi carrera profesional a un nivel superior. Logré obtener una beca para hacer una Maestría en Administración de Empresas a fin de adquirir nuevas destrezas que me permitieran tener acceso más directo al nivel gerencial en las organizaciones. En el ínterin ya me había casado y tenía para ese momento un bebé de un año. Afortunadamente la institución donde hice la maestría también tenía un coro así que pude continuar nutriéndome con mi pasión.

Me gradué de la maestría, conseguí un buen trabajo, mi matrimonio iba muy bien, mi hermoso hijo cada día crecía más inteligente y sano. Además logré ser alumna de una excelente maestra de canto lírico que me formó y me dio estupendas oportunidades de cantar en público como solista en recitales y conciertos, inclusive con algunas orquestas sinfónicas. Entonces, ¿Por qué aún sentía continuamente una fuerte opresión en la garganta? ¿Por qué tanto miedo a comunicarme? ¿Por qué esa sensación que me decía que debía cambiar algo en mi vida?

## Mi encuentro con el Reiki

Un día estaba en una librería y vi un libro que sobresalía del anaquel, el título era "Reiki". Yo jamás había escuchado esa palabra y la información en la portada del libro me llamó mucho la atención así que me lo llevé a casa y lo leí vorazmente. A los pocos días mi cuñada me comentó: "este fin de semana habrá un curso de Reiki, ¿te gustaría asistir?" No tuvo que explicarme de qué se trataba. Yo sabía que no era una casualidad y que debía tomar el curso, así que lo hice.

Si no sabes lo que es el Reiki no te preocupes, hablaré en detalle sobre este tema más adelante en el libro. Lo cierto es que ese primer curso fue una experiencia maravillosa que elevó mi conciencia y entendimiento del ser humano en gran medida. Ya me podía ver dedicando mi vida a hacer terapias de Reiki y cantar, ¡qué feliz sería!

Cuando hice el primer nivel de Reiki mi hijo ya tenía casi cinco años, yo estaba prácticamente convencida de que no podría tener más hijos a pesar de que mucho lo deseaba. Durante el curso de Reiki sentí muchísima energía en la zona del bajo abdomen, claro yo tenía el período y pensaba que esa era la razón. Cuando terminé el segundo día del curso cesó el período y ¡a los pocos días me enteré que estaba embarazada!

La idea que había tenido de dedicarme profesionalmente a hacer terapias de Reiki y al canto lírico fue desechada porque ahora necesitaba contar con mi seguridad financiera para apoyar el nacimiento y sustento de mi próximo bebé. Aun así seguí tan entusiasmada con el Reiki que hice el segundo nivel, otra experiencia maravillosa en la que percibí físicamente la energía especial de mi maestra y compañeros de Reiki apoyando el desarrollo de mi bebé, mi útero se contraía suavemente y era bastante receptivo a la resplandeciente energía que fluía en el curso a través de las manos de los estudiantes y la especial radiación de mi maestra. Mi hijo fue iniciado en Reiki en mi vientre y en el momento de su nacimiento todos los presentes en la sala de partos estaban sorprendidos porque nació con las manos abiertas, sin duda un hecho muy simbólico ya que los niños en general nacen con las manos cerradas y muy apretadas y el Reiki consiste en transmitir la energía universal a través de las manos.

Durante mi reposo post-parto, cuando ya yo estaba prácticamente convencida que debía hacer un cambio en mi vida laboral, me llamó por teléfono mi jefe para ofrecerme el cargo de Gerente de Desarrollo de Negocios, con todos los beneficios financieros que ello implicaba. De nuevo la respuesta a la pregunta: ¿qué es más importante desarrollar mi pasión o tener seguridad financiera? parecía tener respuesta obvia, así que continué con mi trabajo. Ese empleo me dio grandes satisfacciones y siempre estaré agradecida de las fabulosas oportunidades que tuve gracias a él. Entre ellas el desarrollo de la capacidad de hablar en público sin sentir que el mundo se caía.

Pero llegó un punto en el que la presión en la garganta era inaguantable, sencillamente el buen dinero que recibía por mi trabajo no compensaba el malestar y las ganas inmensas de salir volando de aquello que consideraba una jaula, que aunque a veces cómoda no permitía a mis alas mantenerse en forma. Decidí renunciar y constituir mi propia empresa en el ramo de la publicidad. Siempre que empiezo una nueva actividad me entusiasmo, le puse mucho cariño a mi nueva empresa, sobre todo apreciaba trabajar más cerca de casa y poder pasar más tiempo de calidad con mis hijos.

Sin embargo la situación económica de mi país y quizás mi falta de experiencia como emprendedora, no me permitieron mantener la compañía a flote y en tres años ya había quebrado. Adicionalmente la trasnacional donde trabajaba mi esposo se retiró del país y nos tocó afrontar tiempos muy duros. Mi esposo pudo conseguir un trabajo en otra ciudad por lo tanto vivíamos separados, yo me encargaba de la casa, los niños y ofrecía mis servicios profesionales en mercadeo de forma independiente como podía. A la vez seguí profundizando mi conocimiento del manejo de la energía, estudié mucho, meditaba a diario, me ejercitaba y comía muy sano; por lo que en paralelo se materializaron oportunidades únicas, tales como participar en espectáculos internacionales como parte de una agrupación coral muy exitosa de mi país.

## La noche oscura del alma ¿o más bien del ego?

Los ingresos no eran suficientes para mantener nuestra calidad de vida, ya las deudas eran extremas y nuestra confianza en generar suficientes recursos estaba totalmente mermada. Así que decidimos vender la casa, mudar a toda la familia a otra ciudad y comenzar una nueva vida. En este nuevo lugar continuó la lucha por sobrevivir y adicionalmente nuestro matrimonio entró en crisis, habíamos vivido demasiado tiempo separados y necesitábamos encontrarnos de nuevo como pareja. Exactamente en ese punto de crisis decidí desconectarme de todo lo que avivaba mi alma, convencida de que nadie me amaba por mi manera de ser, deseché todas mis prácticas espirituales, dejé de cantar, dejé de aportar. Mi ego me aseguraba que debía dejar de ser yo para poder recibir amor nuevamente.

Las circunstancias externas no eran tan extremas como mi mundo interior. Todos los días me torturaba diciéndome a mí misma que era un fracaso, que no servía para nada, que mi vida no tenía ningún sentido. Ahora viéndolo en retrospectiva, pienso que es lógico que me sintiera así, cuando nos desconectamos de la energía que nos produce desempeñar nuestra pasión dejamos de fluir. El amor y la energía que nos sustenta se estancan y no podemos sentirlos ni utilizarlos.

Lo cierto es que lloraba día y noche y para mi sorpresa quedé embarazada de nuevo. Plenamente consciente de que el bebé siente en el útero todo lo que la madre experimenta, hice un tremendo esfuerzo por salir de la depresión, lamentablemente sin éxito. Por lo tanto a toda la frustración y tristeza que sentía se le sumó la impotencia y la culpa por hacerle daño a mi bebé por el hecho de no poder controlar mis emociones. Pensaba en ese momento: Pero, ¿qué me pasa, yo nunca he sido así? Ciertamente era muy raro verme llorar. Siempre fui de naturaleza alegre y optimista, aunque introvertida. Siempre esperaba lo mejor en cada situación y afrontaba cada reto con entereza y confianza. Pero me había convertido en otra persona…

Mi bebé nació sano gracias a Dios, ya a esas alturas tenía un año sufriendo de depresión, palpitaciones en el corazón y dolores de cabeza. Luego del nacimiento todos estos síntomas tenían explicación: seguro era la depresión post-parto, la falta de sueño, la edad. Entré en un círculo vicioso muy difícil de romper: mientras más tristeza sentía, más culpa tenía por no poder apreciar el milagro de la vida de mi bebé, la maravillosa compañía de mis otros dos hijos y de mi esposo. Mi grisáceo mundo interior lo arropaba todo, no había nada más.

Como bien expresa el dicho: "Dios aprieta pero no ahorca". Mi esposo recibió una muy buena oferta de trabajo en otro país y decidimos emigrar. Ya en este nuevo lugar, las finanzas no eran un tema de preocupación, los niños estaban recibiendo una buena educación y yo trataba de pasarla bien conociendo nuevos lugares y atendiendo a la familia. Sin embargo la tristeza seguía allí, como un peligroso implante que se activaba en el momento menos esperado. A esto se le sumaron otros síntomas como dolores en las plantas de los pies, caída del cabello, visión borrosa, palpitaciones, piel seca e imposibilidad de bajar de peso. Definitivamente mi verdadero ser había desaparecido hacía un buen tiempo, yo misma sentía falsas mis sonrisas.

## El diagnóstico

Finalmente pude recibir un diagnóstico clínico de mi padecimiento. Había escuchado sobre la tiroiditis de Hashimoto una sola vez antes de enterarme que yo misma la padecía. También se me diagnosticó un soplo en el corazón y resistencia a la insulina. El discurso del médico fue contundente: "Has generado anti-cuerpos hacia la glándula tiroides y ese proceso es irreversible, tu cuerpo seguirá destruyendo la tiroides hasta que desaparezca y el único tratamiento existente consiste en suplementar las hormonas tiroideas a través de cápsulas químicas que deberás tomar de por vida".

Aunque acepté la evidencia del diagnóstico, no pude aceptar esta declaración del médico como verdad; todavía dentro de mí, aunque apocado, estaba presente mi positivismo de antaño. Este momento fue crucial y decisivo, un punto de pivote en el que entendí que tenía que haber otra vía, otra solución distinta a la propuesta por el médico endocrinólogo.

## Viendo la luz

Decidí investigar, aprender y estudiar mucho acerca de mi dolencia, buscar otras respuestas, seguir caminos alternativos y descubrir nuevas rutas. Hoy, un año y medio después del diagnóstico, los síntomas han desaparecido y puedo disfrutar nuevamente de las cosas hermosas que la vida me ofrece: la familia, los amigos, los paisajes, las realizaciones personales y los buenos retos. Pero sobre todo, lo más importante es que me he encontrado de nuevo a mí misma y esa es la pieza fundamental en el rompecabezas en que se convirtió mi camino hacia la curación.

Siguiendo con esa convicción, obtuve mi Licenciatura en Ejecución Musical mención Canto Lírico en una prestigiosa universidad de Londres y fundé un grupo vocal que en poco tiempo ha ganado varios premios internacionales. Ya no dejo de lado mis necesidades de expresión artística sino por el contrario busco oportunidades para potenciarlas y desarrollarlas.

Adicionalmente, me he reconectado con el Reiki, participé como voluntaria en terapias de curación y logré graduarme en la Maestría en Reiki. Ver este antiguo deseo de mi corazón hecho realidad me llena de mucha satisfacción y orgullo y me anima a seguir explorando mi pasión por entender la energía humana y cómo ésta puede ser influenciada a través del amor.

Lo cierto es que año y medio después de mi diagnóstico no sólo mi tiroides está entera y funcionando sino que además he logrado metas que en otro momento parecían sencillamente inalcanzables. Estoy segura que tú también podrás hacer lo propio al entender que esta dolencia puede ser una gran aliada que te ayudará a encontrarte y reconectarte con tu pasión.

Te invito a explorar las vías de sanación que comparto en este libro. Algunas tendrán sentido para ti, quizás otras no tanto, pero por favor nunca dejes de buscar. Vivir en salud y armonía es tu derecho Divino y te invito en este momento a reclamarlo con total convicción.

# TIROIDITIS DE HASHIMOTO - UNA ENFERMEDAD DE PROPORCIONES EPIDÉMICAS

## Conceptos

Las enfermedades autoinmunes se caracterizan por una respuesta inmune del cuerpo dirigida a órganos y tejidos específicos del mismo, resultando en la pérdida progresiva de sus funciones y finalmente en su destrucción. El impacto de estas enfermedades es global y heterogéneo afectando aproximadamente a 100 millones de personas con más de 80 enfermedades autoinmunes diferentes[1].

La tiroiditis de Hashimoto es la principal causa de hipotiroidismo en Estados Unidos. Es una enfermedad autoinmune en la que el cuerpo genera anticuerpos específicos para atacar a la glándula tiroides. Este ataque produce inflamación crónica que en el tiempo resulta en la inhabilidad de la tiroides de producir las hormonas tiroideas. Cabe destacar que estas hormonas son esenciales para el desarrollo y funcionamiento adecuado de todas las células del cuerpo humano. Además las mismas regulan el metabolismo de proteínas, grasas, carbohidratos y vitaminas.

## Estadísticas

Aunque es poco conocida, la tiroiditis de Hashimoto afecta a un gran número de personas. Por ejemplo en los Estados Unidos es la causa más común de hipotiroidismo, es decir ¡la gran mayoría de los casos de hipotiroidismo son en realidad una enfermedad auto-inmune!

Según la Asociación Americana de la Tiroides:

- 1 en 8 mujeres sufren o sufrirán de un problema tiroideo a lo largo de su vida.
- Se estima que 60% de la población con una condición tiroidea no lo sabe.
- Los pacientes de tiroiditis de Hashimoto están propensos a desarrollar otra enfermedad autoinmune[2].

Hay ciertos hechos relevantes en la información suministrada. Primero que generalmente las mujeres son las que más tienden a padecer esta enfermedad. Adicionalmente es una enfermedad difícil de diagnosticar. Lamentablemente no existen unidades ni médicos especializados en enfermedades autoinmunes, como lo es por ejemplo en el caso del cáncer. Los síntomas de esta enfermedad son tan diversos que los pacientes pueden visitar varios especialistas diferentes antes de conseguir un médico endocrinólogo que pueda darles un diagnóstico acertado. Algunos pacientes con depresión visitarán psicólogos o psiquiatras, otros con visión borrosa visitarán a oftalmólogos, aquellos con fatiga quizás visiten a un médico familiar y los que tengan aumento de peso y piel seca quizás vayan a un gimnasio o compren productos cosméticos en los anaqueles antes de darse cuenta que tienen una condición severa.

Cuando la enfermedad no es tratada adecuadamente resulta en la destrucción total de la glándula tiroides y por lo tanto el paciente deberá seguir terapia de reemplazo hormonal de por vida.

Ahora bien, el tratamiento generalmente practicado y aceptado es exclusivamente el reemplazo hormonal lo cual no trata la causa de la enfermedad, sólo sus síntomas. Incluso a las personas con anticuerpos antitiroideos elevados pero con función hormonal normal no se les suministra tratamiento alguno[3]. Normalmente se espera que la tiroides esté lo suficientemente dañada y entonces se suministra el reemplazo hormonal, consecuentemente la tiroides se sigue destruyendo hasta llegar lamentablemente a la pérdida total de esta importante glándula. La mayoría de las personas desafortunadamente se ven imposibilitadas de cambiar este indeseable futuro por falta de información.

Como se ha indicado todas las células del cuerpo poseen receptores para las hormonas producidas por la tiroides, esto quiere decir que prácticamente todas las funciones corporales requieren de dichas hormonas para su correcto funcionamiento. Las hormonas tiroideas afectan directamente al cerebro, corazón, pulmones, sangre, crecimiento y mantenimiento de los huesos, metabolización de azúcar, grasas y proteínas y algunos procesos inmunes.

## Síntomas

A continuación se presenta una guía detallada de síntomas de la tiroiditis de Hashimoto:

- Depresión, tristeza o cambios de humor pronunciados
- Ganancia de peso no asociada a cambios en la dieta ni en la forma de ejercitarse
- Fatiga continua e inexplicable
- Sensibilidad al frío, manos y pies generalmente fríos
- Imposibilidad de perder peso a pesar de seguir una rutina con dieta y ejercicios adecuados
- Sensación o dolor en la parte frontal del cuello
- Voz ronca
- Cabello seco y quebradizo
- Pérdida del vello exterior de las cejas
- Pérdida excesiva de cabello
- Uñas secas que se parten con facilidad
- Dolores musculares y en las articulaciones
- Síndrome del túnel carpiano
- Hinchazón de cara, ojos, brazos y piernas
- Dolor en la planta de los pies conocido como fascitis plantar

- Bajo deseo sexual
- Infertilidad y/o abortos recurrentes sin explicación obvia
- Períodos menstruales más largos o aumento en su frecuencia
- Dificultad para concentrarse, pérdida de la memoria
- Constipación frecuente
- Altos niveles de colesterol que no responden a dieta y medicación
- Infecciones regulares
- Bajas frecuencia cardiaca y presión arterial
- Episodios periódicos de fuertes palpitaciones del corazón
- Alergias constantes manifestadas en la piel
- A veces se puede sentir dificultad para respirar o mucha necesidad de bostezar
- Visión borrosa
- Dolores de cabeza
- Insomnio[4]

Estos síntomas se manifiestan con diferente intensidad y frecuencia en cada persona que padece de tiroiditis de Hashimoto, algunos de ellos quizás ni siquiera se hagan patentes. Cada quien debe observarse y reconocer su propia condición y estado. En caso de presentar algunos de estos síntomas, visitar a un médico endocrinólogo para obtener un diagnóstico certero es sin duda crucial para comenzar el camino hacia la curación.

# ENTENDIENDO LA ENFERMEDAD AUTOINMUNE DESDE UNA PERSPECTIVA HOLÍSTICA AMPLIADA

## Todo es energía

Luego del diagnóstico, comencé a tratar mi enfermedad aplicando estrategias dirigidas a la salud del cuerpo físico; y aunque resultaron efectivas y noté cierta mejoría, estas medidas no fueron suficientes. Los manuales metafísicos explican que nuestra energía está constituida por varios cuerpos, que aparte del cuerpo físico existen cuerpos de naturaleza energética más sutil entre los que se encuentran el cuerpo mental, emocional y etérico. Todos estos cuerpos o vehículos de expresión están interrelacionados, de manera que cualquier síntoma existente en uno de ellos puede tener su causa o repercutir en los otros.

Al ampliar conscientemente el enfoque respecto a mi situación empecé a tener un mejor entendimiento, que a su vez ocasionó un profundo impacto sobre ella; permitiéndome ver con mayor claridad la trayectoria segura hacia la remisión de la enfermedad y la curación de los órganos afectados, principalmente mi tiroides.

Durante mis meditaciones recibí una idea de la que estoy absolutamente convencida: toda enfermedad autoinmune comienza con una falta de amor propio a nivel consciente o sub-consciente. Esta falta de amor puede ser causada por la valoración incorrecta de sí mismo o por no conocernos realmente, ya que no se puede amar lo que no se conoce.

El mecanismo en marcha durante la enfermedad autoinmune implica que el cuerpo se destruye a sí mismo. Toda energía unificadora se resume en el amor, por lo tanto la energía que destruye y separa proviene del desamor. Es el propio cuerpo el que está generando el ataque contra sí, por lo tanto en algún momento la persona ha desviado su poder creador con el propósito de eclipsarse, huir o en el peor de los casos dejar de existir.

La condición ideal de salud, en un sentido amplio, supone un flujo continuo y equilibrado de energía. Esta condición nos permite permanecer cercanos a nuestra verdad como seres integrados a una red energética basada en el amor, por lo tanto nos permite permanecer saludables.

La acumulación de energía en los vehículos de expresión crea como consecuencia el estado alejado de la verdad al que llamamos enfermedad. Como ejemplo de acumulación de energía podemos mencionar: ingerir más cantidad de alimentos que la que el cuerpo puede procesar, guardar resentimiento por mucho tiempo o actuar bajo patrones repetitivos de pensamiento negativos, como cuando nos consideramos siempre víctimas de toda situación que se presenta.

Sin embargo, considero que la acumulación de energía que más daño puede hacernos ocurre cuando nos negamos a tomar responsabilidad en nuestro rol de co-creadores de la perfección: cuando recibimos este regalo extraordinario de energía que llamamos vida y no transformamos esa energía usando los dones únicos que poseemos como individuos. Cuando nos dedicamos simplemente a sobrevivir y no encontramos el norte, la razón de nuestra existencia. Es allí cuando la acumulación energética más se acelera y nos perjudica.

Haciendo una analogía con la energía eléctrica, es como si cada uno de nosotros fuera un cable conductor de la energía Divina, el cual tiene la capacidad de transformarla o canalizarla hacia una propiedad específica. Pero si no usamos esta capacidad el cable conductor se sobrecarga y se daña, ya no es capaz de procesar ni transmitir dicha energía, por lo tanto no refleja el estado Divino de la perfección.

Creo firmemente que todo cuanto existe a nivel físico se crea primero a nivel energético, todo proviene de una fuente de energía sutil que la mayoría no puede percibir con los sentidos físicos. Por ejemplo, con la energía mental creamos proyectos que luego se vuelven realidad. Con la energía de la intención se pueden crear efectos físicos tangibles, como en el experimento de Masaru Emoto en el que demostró que la intención de los pensamientos ocasiona cambios en la estructura estética de los cristales del agua.

## La glándula tiroides y su equivalente energético en el cuerpo

Desde el punto de vista energético la glándula tiroides está asociada al quinto *chakra* o quinto centro principal de energía del cuerpo, este centro gobierna la autoexpresión (ver figura 2). Para expresar quién eres realmente debes conocerte, tomar todas las experiencias que te producen felicidad y cual alquimista mezclarlas en la medida justa y convertirte en la persona que aporte lo mejor que pueda con lo aprendido de esas experiencias.

¿Cuál es esa combinación única de talentos que te hace especial?
¿Qué es lo mejor que puedes hacer con la energía
Divina que te ha sido encomendada?
¿De qué manera única y sin igual puedes aportar a la creación?

Por supuesto que existen causas físicas que inducen el desarrollo de las enfermedades autoinmunes cada vez más comprobadas y estudiadas científicamente, revisaremos cada una de ellas en este libro. Pero también es necesario evaluar la posibilidad de que las causas de esta enfermedad tengan otro origen o que ésta resulte de una combinación de causas, como pudiera ser por ejemplo una mezcla de causas mentales y espirituales. Por lo tanto, al aplicar estrategias que asistan a cada uno de los vehículos energéticos de expresión existe una mayor probabilidad de éxito.

Es por esta razón que he ordenado la presentación de las estrategias que me han ayudado a superar mi hipotiroidismo por vías naturales en cuatro ámbitos: físico, mental, emocional y espiritual. En cada una de estas secciones también serán revisadas las causas de la tiroiditis de Hashimoto y mi experiencia personal al implementar cada estrategia.

# SOMOS INDIVIDUOS MULTIDIMENSIONALES

> *"El cuerpo humano es el carruaje; el yo, el hombre que lo conduce; el pensamiento son las riendas, y los sentimientos los caballos".* – Platón

## Poderes extrasensoriales

Desde pequeña he estado convencida de que al despertar, luego de un largo sueño, en realidad lo que hacemos es empezar a experimentar el sueño; que nuestra existencia, la verdad de lo que realmente somos, es más cercana a la naturaleza del mundo onírico que la experiencia de realidad percibida a través de nuestros sentidos.

Muchas veces al quedarme dormida, o en el momento en que estoy a punto de despertarme, escucho voces. Esas voces no son de ninguna de las personas que físicamente viven conmigo. Casi siempre me hablan en un idioma inentendible. En ocasiones son voces muy graves que puedo escuchar a un volumen muy alto. De niña estas experiencias eran fuente de temor y desasosiego, haciéndome pasar incontables noches sin querer ir a dormir o despierta de madrugada rezando y pidiendo protección a los santos como me había enseñado mi bisabuela.

Ya más grande aprendí que todos los seres humanos tenemos la capacidad de desarrollar percepción extrasensorial y que en mi caso la clariaudiencia, o capacidad de escuchar sonidos no pertenecientes a la tercera dimensión, se había presentado desde temprana edad. De manera que aprendí a convivir con el hecho de despertarme escuchando voces extrañas que rara vez parecían hablarme directamente.

Sin embargo, en un viaje a la playa y estando embarazada de mi segundo hijo, una voz grave y dulce a la vez me despertó en una madrugada diciéndome: "Alejandro tiene fiebre". Yo me paré de la cama y le toqué la frente a Alejandro, mi hijo mayor, y en efecto tenía fiebre. Le suministré un antipirético y al día siguiente en vez de ir a la playa nos quedamos descansando en la cómoda casa en donde habíamos ido a vacacionar.

Siempre me preguntaba:

> ¿Cómo puedo hacer que estas voces que escucho sean
> siempre una certera guía y no sólo meros sonidos
> o palabras en un idioma que desconozco?
> ¿Cómo se sintoniza esta "radio"?

La noche en que fui iniciada en Reiki al acostarme a dormir mi esposo me dijo: "Tienes un montón de lucecitas azules girándote alrededor del cuello". Él nunca había experimentado algo así y yo ciertamente no podía ver esas luces de las que él hablaba. Le comenté que era curioso lo que él veía y que justo acababa de aprender en el curso que todos tenemos un *chakra* o centro energético en el cuello que es de color azul turquesa (ver figura 2).

Otra noche luego de asistir a una reunión metafísica en la que celebrábamos la llegada del Espíritu de la Navidad, mi segundo hijo, de tres años de edad para la fecha, me dijo que tenía varias lucecitas de colores a mi alrededor y saltaba ávidamente intentando atraparlas con sus manos. Ciertamente en esa reunión se nos explicó que la energía del Espíritu de la Navidad se manifiesta en forma de luces multicolores, como las que colocamos en el arbolito de Navidad. Y yo me preguntaba cómo era posible que mi hijo tan pequeñito supiera eso. Mi hijo Arturo y mi esposo estaban expresando su capacidad natural de clarividencia, esa que permite ver sucesos que están ocurriendo en dimensiones formadas por energías más sutiles que la materia.

Un día estábamos en casa de mi suegra que vivía en un piso elevado de un edificio. Mi hijo Alejandro se acercó a la puerta porque, según él decía, allí estaba Otto, nuestro sobrino. Cuando nos acercamos y abrimos la puerta Otto no estaba allí y tratamos de convencer a nuestro hijo que se distrajera jugando. Él insistía en que Otto debía estar en la puerta y, efectivamente, a los diez minutos aproximadamente nuestro sobrino Otto llegó. Nosotros ni siquiera sabíamos que Otto vendría ese día. Mi hijo Alejandro estaba usando sin saberlo su poder natural de premonición, un poder que todos estamos en capacidad desarrollar.

Es una lástima que durante tantos años se haya considerado a lo que llamamos capacidad de percepción extrasensorial algo inaudito, inentendible y oculto. Hablar de ello implica generalmente un veto seguro en los círculos de amistades.

Pero, ¿cómo podemos entender lo que nos sucede como humanos si no lo compartimos, si no intentamos analizarlo e interpretarlo desde diferentes puntos de vista?

Esta capacidad extrasensorial siempre ha sido considerada como un don al que muy pocos tienen acceso. Y en el peor de los casos hasta se le tilda de charlatanería o inventos. Pero en realidad estas capacidades son regalos Divinos que nos permiten experimentar la verdad de lo que realmente somos.

Como norma generalizada los humanos negamos la existencia de todo aquello que no podemos percibir.

¿Tiene sentido definir la realidad basándonos en la pura percepción de nuestros limitados sentidos?

¿Si nuestros sentidos requirieran una recalibración
para percibir formas o energía fuera del rango
normal, estaríamos dispuestos a hacerla?

Junto con nosotros conviven seres que no pueden percibirnos en nuestra totalidad. Una hormiga no tiene conciencia de mi existencia, tampoco un virus o una estrella de mar, y sin embargo yo existo. De igual manera convivimos con seres que nosotros no podemos percibir. Es cuando expandimos nuestro nivel de conciencia que tenemos acceso a divisar formas, seres y energías que conviven en nuestro mismo espacio pero en otra dimensión. Es en ese momento cuando podemos acceder a nuestras capacidades multidimensionales.

## Sanar desde adentro

Una vez leí que sanar no es más que el proceso de recordar quiénes somos realmente. En la medida que logramos esa comprensión nos acercamos más a nuestro estado natural, ese que implica la paz, salud, prosperidad, éxito, abundancia, amor, realización y todos los estados del ser que nos aportan alegría.

Podemos entender una semilla como tan solo un grano o como un árbol frondoso que potencialmente dará miles de frutos, que a su vez contendrán semillas que darán otros árboles con sus frutos. Este proceso es infinito así como lo es la esencia de nuestro ser. También podemos entender la vela como una barra de combustible sólido con una mecha o podemos entenderla como la luz que produce una vez encendida, iluminando y traspasando los rincones de la habitación donde se encuentra, incluyendo su estructura misma.

De la misma manera podemos entender nuestra humanidad como un conjunto físico de sistemas y mecanismos, tales como digestivo, circulatorio, etc. O podemos entendernos como seres energéticos de naturaleza infinita conectados a una red Divina de perfección.

Hace pocos meses empecé a practicar el canto polifónico, un tipo de canto en el cual se pueden escuchar claramente los armónicos de la nota base cantada, ocasionando que la audiencia perciba dos sonidos simultáneos a pesar de ser producidos por un solo cantante. Al tener éxito en mi propósito e ir perfeccionando mi técnica, reflexioné sobre el hecho de que los armónicos ya se encuentran presentes, pero al emplear un mecanismo específico son destacados cada uno a la vez.

Esto mismo ocurre con nuestra capacidad multidimensional. Lo único que necesitamos para percibir esas otras realidades que coexisten con nosotros es activar el mecanismo que nos permite acceder a ellas.

*"Si quieres conocer los secretos del Universo piensa en términos de frecuencia, energía y vibración"- Nikolai Tesla*

Durante muchos años, clarividentes alrededor del Mundo han coincidido en que el cuerpo físico está rodeado por un campo energético o aura. Existen varios sistemas creados para definir dicho campo energético, la mayoría lo divide en siete capas o niveles. Sin embargo para efectos de este libro simplificaremos el modelo de siete capas energéticas identificando cuatro niveles: etérico, emocional, mental y espiritual (ver figura 1).

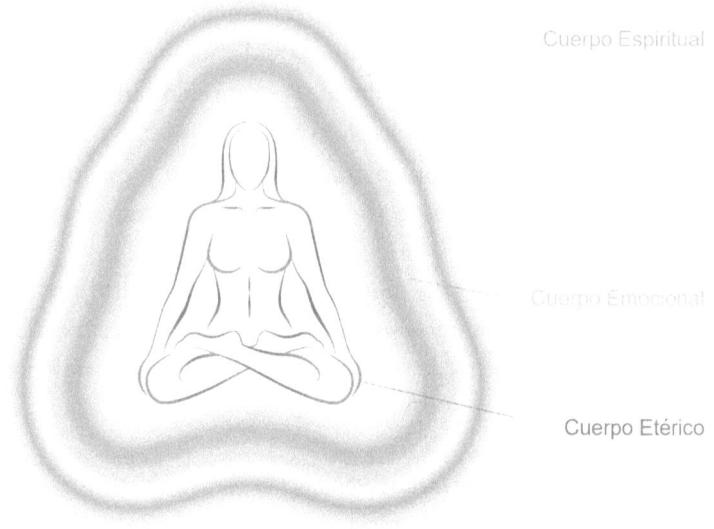

Cuerpo Espiritual

Cuerpo Emocional

Cuerpo Etérico

## **Figura 1**

El campo energético humano

A fin de simplificar el modelo se muestra cada capa del campo energético de forma separada, pero en realidad las capas exteriores interpenetran a las interiores, de manera tal que todas en conjunto influyen en el cuerpo físico. Por ejemplo, cualquier evento energético que ocurra en el campo mental influye en el emocional y estos a su vez en el etérico y finalmente en el cuerpo físico.

Las capas van de mayor densidad energética o menor frecuencia en el interior a menor densidad o mayor frecuencia hacia el exterior, de manera que para acceder a las capas exteriores es necesario aumentar nuestra frecuencia vibratoria.

## Cuerpos energéticos

El primer nivel más cercano al cuerpo físico se denomina **cuerpo etérico** y es el molde energético de nuestro cuerpo físico. En él se encuentran los sistemas energéticos reconocidos por tradiciones milenarias: siete vórtices principales de energía o *chakras* (ver figura 2), cada uno identificado con una frecuencia específica de sonido y color; así como los meridianos, los cuales constituyen la red de transporte de energía reconocida en técnicas de sanación como acupuntura y dígitopuntura.

El segundo nivel es el **cuerpo emocional** y está relacionado como su nombre lo indica con las emociones. Es a través de este campo energético que expresamos, sentimos y manifestamos nuestros sentimientos.

El tercer nivel es el **cuerpo mental** y contiene la estructura de nuestras ideas. Usualmente se observa de color amarillo, y ha sido ampliamente representado en el arte religioso medieval como las aureolas y el resplandor de los santos.

En el cuerpo mental también pueden encontrarse formas energéticas de diversos colores que emanan del cuerpo emocional. Es el vehículo a través del cual impulsamos la creación de lo que deseamos manifestar al unir nuestras ideas creativas con la emoción.

El cuarto nivel o **cuerpo espiritual** es una copia del cuerpo físico de energía más sutil, este es el cuerpo con el que experimentamos los sueños y los denominados viajes astrales.

El cuerpo espiritual crea el enlace comunicacional entre los cuerpos o estructuras de naturaleza espiritual (no representadas en este modelo) y los vehículos físicos, incluyendo el cuerpo etérico, emocional y mental. Además incorpora la relación existente entre el propósito individual y el propósito Divino. Cuando no existe una alineación entre ambos propósitos el cuerpo espiritual se desvía de su perfección ocasionando a su vez fallas en el cuerpo etérico y por lo tanto en el cuerpo físico. Es en este nivel donde la energía curativa del sonido se hace más importante.

Existe una relación muy estrecha entre el cuerpo espiritual y el *chakra* garganta asociado con la glándula tiroides y el propósito de vida (ver figura 2). Por lo tanto se hace evidente que en el caso de enfermedades tiroideas es de suprema importancia el descubrimiento del propio potencial para alinearlo con la voluntad Divina.

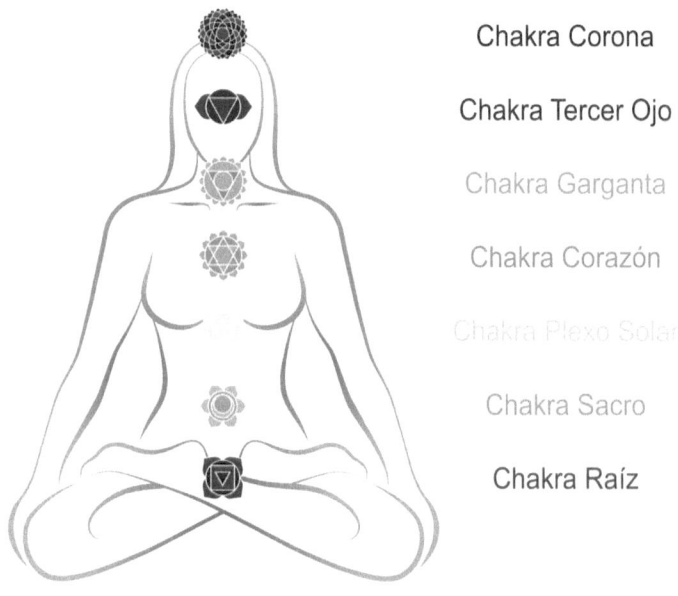

Chakra Corona

Chakra Tercer Ojo

Chakra Garganta

Chakra Corazón

Chakra Plexo Solar

Chakra Sacro

Chakra Raíz

**Figura 2**

Sistema de centros energéticos o chakras

Entre otras características del que hemos denominado cuerpo espiritual se encuentran la capacidad de percibir el éxtasis espiritual, el desarrollo de la intuición, las capacidades analíticas y perceptivas, la información de vidas pasadas y el plan de vida correspondiente a la presente encarnación.

Reflexionar sobre nuestra naturaleza multidimensional ha sido muy importante en mi proceso de sanación. Entender cada uno de estos cuerpos como parte integral de lo que somos aporta mucha luz en cuanto a las estrategias que podemos usar para tener mejor calidad de vida. Por ejemplo, tener pensamientos positivos pasa de ser una buena idea a ser un proceso vital para la salud. De igual manera la búsqueda del conocimiento de sí mismo es claramente primordial para nuestras vidas porque:

¿Cómo podemos descubrir nuestro propósito si somos incapaces de reconocer los dones y aptitudes que tenemos para aportar?

Somos materia, emoción, mente y espíritu y mientras más conocimiento tengamos sobre estos campos más control ganaremos sobre nuestra vida y mayor será nuestro aporte a la creación.

# REIKI - UNA TERAPIA DE CURACIÓN DIRIGIDA A ASISTIR TODOS LOS VEHÍCULOS DE EXPRESIÓN

Existen varias terapias de curación energética, entre ellas la acupuntura, acupresión, aromaterapia, cromoterapia, flores de Bach, yoga, feng shui, homeopatía, masaje terapéutico y la músicoterapia. Cada una tiene su valor y si te sientes inclinado hacia alguna en particular estoy segura que sacarás provecho de ella.

Sin embargo, existe una terapia que considero única ya que asiste tanto a nivel físico como a nivel mental, emocional y espiritual y adicionalmente puede realizarse en la forma de auto-tratamiento. Se trata del Reiki o transmisión de la energía universal a través de la imposición de manos.

Durante la terapia de Reiki ocurre una canalización de energía de curación que es inteligente, asistiendo automáticamente a la persona en el aspecto que más lo necesita, por lo tanto no es necesario que sea dirigida conscientemente, se puede decir que es dirigida directamente desde la Divinidad.

En el transcurso de la sesión tanto el paciente como el terapeuta pueden recibir mensajes mentales sobre cómo solucionar un problema. El paciente puede tener una manifestación física de curación, puede liberar una emoción represada por mucho tiempo, bien conseguir respuesta a sus dudas espirituales ¡O todas las anteriores a la vez!

A nivel físico está demostrado que el Reiki reduce los niveles de estrés, lo cual es absolutamente beneficioso en el caso de las enfermedades autoinmunes, activando los procesos de sanación propios del cuerpo. Adicionalmente, cuando la energía curativa durante la sesión de

Reiki es dirigida con la intención de curación, tanto de parte del terapeuta como del paciente, a esta energía inteligente se une nuestra capacidad de co-creación potenciando sus efectos.

## El Reiki es un camino de descubrimiento y evolución personal

Cuando hice mi primer curso de Reiki nuestra maestra nos pidió que ejercitáramos la posición de las manos sobre un alumno presente y que nos concentráramos en la transmisión de energía y buenos deseos hacia la persona que la recibía. En ese momento yo aún no había recibido las iniciaciones, las cuales alinean el campo energético del practicante de Reiki con la Energía Universal permitiéndole ser un excelente conductor de la misma; y sin embargo pude sentir esta energía calentando mis manos y todo mi cuerpo, era la primera vez que sentía algo así y me sorprendió muchísimo.

Considero que el Reiki es un regalo Divino que ha sido otorgado a la humanidad. Cualquiera puede practicarlo y obtener beneficios de él. De hecho, Richard Gordon, autor de "The Quantum Touch – The Power to Heal", expresa que todos podemos hacer "correr" esta energía por nuestro cuerpo intensificándola a través de técnicas específicas de respiración. Hay en su libro ejemplos interesantes de corrección instantánea de defectos óseos y desalineación tales como la escoliosis.

Ojalá te des la oportunidad de hacer los cursos de Reiki, te lo recomiendo ampliamente. Te ayudarán a entender cómo usar la energía y a canalizarla correctamente, esto te permitirá aplicarla tanto en ti mismo como a otras personas que lo necesiten. Mientras más usas esta energía más te encuentras en sintonía con el amor, la alegría y la paz que son las vibraciones de mayor frecuencia y empezarán o continuarán manifestándose con mayor intensidad milagros, casualidades y realizaciones en tu vida y en las vidas de las personas que te rodean.

## Resonancia

Un concepto muy importante es el de resonancia, que es la habilidad de un objeto de causar vibración en otro objeto. Todo en el Universo es energía, todo vibra a una cierta frecuencia. Cuando pensamos en estos términos elevamos nuestro nivel de conciencia y esta es la base que permite unirnos con las altas energías de la Divinidad.

Cuando estamos cerca de una persona realmente positiva automáticamente nos acompasamos con esa energía. Por ejemplo, es prácticamente imposible no sonreír cuando una persona nos sonríe. Los líderes espirituales emanan una poderosa energía de muy alta frecuencia que muchas personas sienten en su presencia. Jesús fue uno de los más grandes ejemplos de cómo la frecuencia energética de una sola persona puede elevar la frecuencia y conciencia de muchos hacia el amor y la luz.

Aumentar tu vibración te permite recibir una guía más directa y clara de tu ser superior porque éste vibra en una frecuencia más alta. Al tener esta conexión directa la información recibida será aceptada más fácilmente por la conciencia y el ego, permitiendo proyectar en la vida misma situaciones que perpetúen las altas vibraciones del amor, la paz y la alegría.

Adicionalmente cuando aumentas tu vibración influyes positivamente en tu entorno y los seres vivos que te rodean.

Si convertirte en practicante de Reiki no te llama la atención, consigue a un buen terapeuta de Reiki para hacerte las sesiones que se consideren necesarias, esto será ampliamente beneficioso y te apoyará en tu camino de sanación. Tus familiares, mascotas y plantas se benefician de esta frecuencia y se crea un círculo virtuoso que potencia las experiencias positivas.

Para aclarar más estas ideas describo a continuación las leyes físicas que gobiernan la resonancia:

1. Toda materia vibra con una frecuencia específica.

2. Dos objetos que poseen la misma resonancia magnética crean un campo de resonancia que amplifica la frecuencia de cada uno. Por ejemplo, cuando muchas personas resuenan con la energía del amor el campo de resonancia llega a ser tan fuerte que puede hacer que otras personas en el planeta resuenen con la misma frecuencia.

3. Una vibración fuerte hará que una más débil se sintonice en esta misma vibración. Si te enfocas en fortalecer tu vibración magnética en las altas frecuencias no habrá persona o situación negativa que pueda influirte.

4. Una vibración consistente es más poderosa. Mientras más consistencia tengas en alinear tus pensamientos, emociones, deseos, acciones y prácticas espirituales en positivo, de forma repetida y sostenida, mayor probabilidad tienes de permanecer en alta vibración y de ayudar a otros a hacer lo mismo.

A través de la práctica del Reiki puedes conseguir todo esto y más. A mí me ha ayudado a profundizar mis habilidades de meditación y a encontrar el camino hacia la auto-aceptación y el perdón. También me ha permitido borrar patrones mentales que no me ayudaban a salir de la enfermedad, siendo uno de los principales el patrón mental de víctima. El Reiki me ha permitido atraer situaciones maravillosas de profunda realización personal y profesional.

Empleé muchas estrategias de sanación para mi dolencia y todas ellas las compartiré en este libro, pero siento que la práctica del Reiki es la que reúne y potencia a todas ellas. Te invito a descubrirlo y adoptarlo como base de vida.

Aplicar los cinco principios del Reiki y tenerlos presentes en cada momento te ayudará enormemente, así como lo ha hecho conmigo. A continuación copio mi propia versión de estos cinco principios:

*Sólo por hoy*

- ✓ *Me mantendré contento*
- ✓ *Confiaré en que todo lo que pasa y está por pasar es bueno para mí*
- ✓ *Seré agradecido*
- ✓ *Trabajaré honradamente*
- ✓ *Respetaré toda forma de vida*

Cuando recibí estos cinco principios en mi curso de Reiki me parecieron sensatos y realmente hermosos, traté de llevarlos a la práctica cada día de mi vida, aunque confieso que a veces se me hacía difícil mantener sobre todo los primeros dos principios: vivir sin preocupación y sin enojarse. Con los años y las investigaciones posteriores que se han llevado en el campo de la energía, me he dado cuenta que estos principios son absolutamente vitales no sólo para mantener la salud sino para la elevación de la conciencia.

El Dr. Hawkins desarrolló una investigación en la que midió la frecuencia de diferentes niveles de conciencia encontrando entre las frecuencias más altas las del amor, alegría y la paz ¡Estos son precisamente los estados a los que apuntan los cinco principios del Reiki!

Adicionalmente, estos principios nos ayudan a no caer en las más bajas frecuencias representadas por la vergüenza, apatía, tristeza, miedo y enojo. Cuando hacemos nuestro trabajo diligentemente y amamos a todos a nuestro alrededor, incluyendo a nosotros mismos, no tenemos por qué sentir vergüenza ni apatía. Si confiamos y estamos contentos nunca sentiremos miedo ni enojo, por lo tanto vibraremos cada vez más en las frecuencias del amor, la alegría y la paz que son las frecuencias que apuntan hacia la iluminación, hacia el estado de conciencia en el que todo se hace posible.

# ÁMBITO ESPIRITUAL

## Somos conciencia

> "La energía no se crea ni se destruye, sólo se transforma" – *Primera ley de la termodinámica*

Tú eres la conciencia que habita tu cuerpo, tu conciencia siempre ha existido y siempre existirá.

La conciencia es el núcleo de nuestra energía, el centro desde donde parten todos nuestros cuerpos energéticos y todas nuestras experiencias. Tú y yo estamos en este momento encarnados en la Tierra porque hemos decidido aprender lecciones espirituales en ella, y porque además tenemos una misión que cumplir. Esta misión, el propósito central de nuestras vidas, no ha sido impuesta por nadie sino que más bien ha sido elegida por nuestra propia conciencia como vehículo de superación en el proceso infinito de evolución.

Hemos sido valientes al tomar esta decisión. Nuestra experiencia humana, de naturaleza dual, nos enfrenta a diario con la experiencia de extremos, de eso que denominamos bien y mal. Sin embargo nos encontramos en un momento crucial para la humanidad en el que hay mucha asistencia Divina, nuestros procesos evolutivos individuales se están acelerando. Esto puede ser experimentado a veces bajo la forma de fuertes desafíos, pruebas de salud, de escasez, necesidad de amor incondicional o valentía, que al ser superadas nos llevarán por una vía expresa hacia nuestra evolución.

Adicionalmente, debido a que estamos viviendo un momento de alta dispensación, nuestros *karmas* pueden ser absueltos, si así lo deseamos, a través de la activación del perdón y el entendimiento del ahora desde la gratitud.

La gracia Divina siempre está con nosotros, es una energía de muy alta vibración que ahora más que nunca nos acompaña y apoya para que materialicemos los deseos de nuestro corazón, para que colaboremos en la creación del Cielo en la Tierra.

Los deseos que implantamos en nuestro corazón antes de nacer, de forma muy sabia, están altamente relacionados con nuestro propósito de vida. Cuando descubrimos una actividad que nos apasiona, fluimos con esta actividad y podemos además aderezarla con nuestra única manera de ser, nuestra frecuencia vibratoria se eleva y entramos en contacto con la gracia Divina.

Generalmente existe una gran brecha entre la vida que llevamos y el ser que realmente somos. Día tras día nos dedicamos a lo que "deberíamos" hacer, según los dictámenes de la sociedad, en vez de lo que nos apasiona, lo que nos llena ampliamente de energía y vitalidad.

Por supuesto que no debemos confundir lo que nos apasiona con vicios o distracciones. Debemos ser cuidadosos en emplear nuestra energía Divina en actividades que ayuden en la elevación de la humanidad.

## Encontrando tu misión de vida

> "Tu trabajo es descubrir cuál es tu trabajo y luego entregarte a él con todo tu corazón"- Buda

De niña me encantaba cantar, muchas veces me emocionaba hasta las lágrimas cantando, eran lágrimas de alegría, de éxtasis al sentir la unión con lo Divino. Pero cada vez que se acercaba una persona me callaba, sentía terror nada más pensar en cantar delante de alguien. En la universidad, el coro me dio la oportunidad perfecta para seguir explorando esa pasión por el canto. En ese momento también descubrí que tenía talento, tenía buen oído, tenía buena voz. Si en ese momento hubiese sido evidente para mí, como lo es ahora, lo importante que es la música para la sanación de la humanidad, quizás hubiese decidido dedicarme enteramente a ella.

Pero todas las decisiones que tomamos en la vida siempre suman positivamente en esta espiral infinita de evolución. Mi formación como ingeniero me permite entender la energía, las vibraciones y frecuencias desde un marco teórico que soporta el entendimiento de su acción positiva en los seres vivos.

También desde niña vivía fascinada y reflexionaba mucho acerca de los misterios religiosos, sabiendo intuitivamente que había mucho más por descubrir. Durante la universidad empecé a interesarme por los temas metafísicos y a trabajar con diligencia en la sanación de algunas creencias religiosas que no me permitían ver con claridad el camino hacia la iluminación.

Al ser diagnosticada con tiroiditis de Hashimoto y corroborar, según mi experiencia, la inclemencia de la medicina generalmente practicada al proclamar que lo único que se puede hacer con esta enfermedad es esperar que la glándula tiroides sea destruida por el propio cuerpo y tomar hormonas de reemplazo de por vida; supe inmediatamente que mi contribución al mundo consistía en brindar luz y esperanza a todas las personas que padecen esta dolencia a través de mi manera particular de ser, a través de mi amor por la espiritualidad y el canto.

Brindo como ejemplo mi caso para de alguna manera trazar la ruta hacia el descubrimiento de tu misión de vida, si es que no la conoces ya. Cuando puedes usar tu única combinación de talentos y pasión en una causa que mejora y eleva al mundo, allí encuentras tu propósito de vida.

Ahora bien, a todas estas quizás estés preguntándote cuál es la importancia de la misión de vida en la recuperación de las enfermedades tiroideas. Como recordarás en el capítulo sobre nuestra naturaleza multidimensional, el *chakra* garganta está relacionado con la glándula tiroides y se encuentra ligado a la relación existente entre el propósito individual y el propósito Divino.

La enfermedad tiroidea sobreviene como una especie de alarma que te suplica expresar con urgencia tu verdad. Esa verdad la encontrarás en tu misión, en tus talentos, en tu pasión; es decir, en la alineación de tu voluntad con la voluntad Divina.

Hay otra verdad que también debes expresar y es la verdad de tus actos y de tu mundo interno, de tus pensamientos y emociones. Para manifestar esta verdad es muy importante el desarrollo de la asertividad, entendida como la práctica de ser honesto contigo mismo acerca de tus sentimientos y opiniones compartiéndolos con los demás sin desconsiderar sus propias opiniones y derechos.

Si bien comunicarnos a través de nuestra voz es altamente poderoso y sanador en el caso de enfermedades de la tiroides, nuestra verdad también puede encontrar vías para la manifestación a través de vehículos como el arte gráfico, la fotografía, la decoración, la escritura, el baile, el canto, la forma como nos vestimos o como arreglamos nuestro cabello.

Dependiendo del grado de bloqueo de tu *chakra* garganta quizás consigas difícil y hasta físicamente doloroso expresarte a través de la voz, no por eso debes dejar de compartir tu expresión. Hazlo en papel, hazlo en forma de movimiento poniendo tu toque de gracia en cada acción. Poco a poco tu *chakra* garganta se irá activando y serás capaz de comunicar cada vez más tu extraordinaria y única energía a los demás.

## Escucha siempre los mensajes angélicos

"Amigos son los ángeles que nos levantan de las caídas, cuando nuestras alas nos recuerdan como volar" - Salmo 91

Una vez iba caminando por los pasillos del teatro Teresa Carreño, el espacio cultural más importante de la ciudad de Caracas para el momento. Iba con paso apretado ya que estaba retrasada para asistir a mi ensayo. De repente un muchacho desconocido de sonrisa gentil me saluda, yo le respondí con un hola con signo de interrogación, de seguido me abraza y me dice: "¿tienes unos minutos?, necesito hablar contigo". Yo aún extrañada y viendo que estábamos entre una multitud accedí, nada malo podía pasar siendo que había tanta gente. Además mi intuición me decía que yo debía escuchar a este chico. Si él se encontraba atravesando algún problema yo estaba dispuesta a ayudarlo en la medida de mis posibilidades.

Para mi sorpresa cuando nos sentamos el chico me dijo que él tenía la habilidad de ver auras y que acababa de ver en mí una falla muy grande en mi *chakra* raíz, de seguido me dio un abrazo y me dijo sobre la cabeza con una gran dulzura: "tranquila todo va a estar bien". Luego nos separamos y yo me fui corriendo a mi ensayo.

No comenté este encuentro con nadie, en ese momento para mí no tenía sentido. Aunque tenía algunos retos financieros me sentía muy feliz, sobretodo porque me estaba preparando para hacer una gira a España con la Schola Cantorum de Venezuela. Años más tarde, en medio de la desolación de días enteros sumida en una profunda tristeza, sufriendo de depresión, el recuerdo de este abrazo me alentaba y de extraña manera me daba la convicción de que verdaderamente todo iba a estar bien.

En nuestro campo energético se refleja toda nuestra existencia incluso antes de que se manifieste en nuestra forma física. Este encuentro fue muy importante porque lo considero una prueba que me fue presentada que confirma que las enfermedades autoinmunes tienen su causa a nivel energético en el primer *chakra* o *chakra* raíz.

El *chakra* raíz representa nuestra conexión con la familia o grupos de pertenencia. Los grupos a los que pertenecemos nos protegen de influencias externas potencialmente dañinas y esto es exactamente lo que hace el sistema inmunitario en nuestro cuerpo. Es fácilmente observable el simbolismo y la conexión existente entre el proceso inmunitario del cuerpo y nuestra afiliación a los grupos que nos han servido de apoyo a lo largo de nuestra vida.

Cuando tenemos un problema de tipo familiar o de relaciones sin resolver la energía de nuestro *chakra* raíz se disipa manteniéndonos atados energéticamente a las situaciones causantes del problema.

La lealtad y el honor están ampliamente ligados con las relaciones personales y familiares. Aunque es muy importante la fidelidad a nuestro grupo o tribu, ser fieles a nuestras propias convicciones es imperativo.

¿En qué circunstancias por ser fiel a un familiar
o amigo dejaste de ser fiel a ti mismo?
¿Cómo puedes sanar dichos eventos?

Si por alguna razón no te sentías identificado con tu familia, tu religión o grupo de amigos. Si siempre venía a tu mente la idea de que no eres de este planeta o que has debido nacer en otro país. Si siempre has añorado pertenecer a un grupo quizás más parecido a ti; es muy posible que se haya creado una deficiencia energética en tu *chakra* raíz. En este caso el agradecimiento a todo lo que te han entregado tus padres, familiares y amigos, así como el perdón a cualquier situación dolorosa que pueden haber experimentado juntos, te llevará a la sanación y recuperación de la energía que necesitas para afrontar la vida con seguridad.

Así como tú debes ser fiel a ti mismo las personas que te rodean también tienen ese deber y derecho, perdónalas si en el proceso de encontrarse y crecer te han hecho daño porque quizás en tu propio proceso tú has herido a otros sin quererlo.

El *chakra* raíz también se asocia con la seguridad y la habilidad de proveer para sí mismo y nuestros dependientes. Muchos de nosotros hemos atravesado por importantes retos financieros que nos han hecho crecer y fortalecernos enormemente para estar en la capacidad de producir resultados más allá de lo que habíamos soñado. Sin embargo estos retos pueden habernos hecho dudar de nuestras habilidades, talentos y del soporte Divino que está a disposición de todos.

Si en estos momentos te encuentras en una situación financiera difícil, concéntrate y bendice todo lo positivo que hay a tu alrededor y recuerda lo que me dijo aquel ángel que me abrazó en el teatro:

"Todo va a estar bien"

## Medita

"Debes aprender a ponerte en contacto con la más profunda y pura esencia de tu Ser. Esta esencia verdadera va más allá del ego, no conoce el miedo. Es libre, es inmune a la crítica. No le teme a ningún reto, no es inferior a nadie, ni superior a nadie. Está llena de magia, misterio y encanto". – *Deepak Chopra*

La práctica de la meditación es muy poderosa para el propio reconocimiento, para encontrarnos a nosotros mismos y empezar a crear en el mundo exterior todo aquello que anhela nuestro corazón.

Tenemos adentro un pequeño tesoro que cual cristal encantado nos guiará hacia nuestro máximo esplendor, una vez que logremos desenterrarlo. A veces lo rodean capas de "lodo" formadas por falsas creencias, actitudes erróneas y emociones atrapadas que sólo descubriremos si nos atrevemos a recorrer ese mundo interior y a enfrentarnos con valentía a cada una de ellas, hasta revelar el brillante centro perfecto de nuestro ser.

Al aquietar la mente consciente a través de la meditación somos capaces, no sólo de entender, sino de vivenciar lo que la física cuántica ha demostrado en los últimos años: realmente la separación es una ilusión. No existen barreras a nivel cuántico entre la mano que toca la mesa y la mesa, entre mis pensamientos y acciones y los tuyos. Todos estamos sumergidos en un mar energético en el que co-creamos continuamente nuestra realidad, sea que lo entendemos y sabemos o no, igual todos somos responsables en el proceso de creación.

Cuando meditamos podemos sentir nuestra naturaleza energética y vibracional. Empezamos a entendernos en términos de luz, color y sonido, de frecuencia vibratoria y belleza infinita.

Al principio quizás nos pueda resultar difícil meditar, no estamos acostumbrados en nuestra experiencia humana a ejercer control sobre nuestros pensamientos. La paciencia y la dedicación son importantes, así como sentir amor por cada uno de estos pensamientos, incluso los que consideramos malos. Ellos son parte de la mente primitiva que nos ayuda a sobrevivir. Cuando surgen debemos saludarlos con amor y hasta con una sonrisa y luego continuar con el foco de la meditación.

Hay varias técnicas para meditar, revisarlas aquí se escapa del alcance del libro. Sin embargo, si estás empezando en este camino te recomiendo ampliamente hacer meditaciones guiadas que puedes conseguir en algún centro de salud holística o en internet. El Reiki ayuda muchísimo en la meditación, también el sonido de los cuencos tibetanos y en particular los de cuarzo, así como los sonidos de la naturaleza y los sonidos binaurales.

## La importancia de evitar el enjuiciamiento

"El amor es la ausencia de juicio" – Dalai Lama

El sol emite su radiación de vida para todos, sin juicios, sin discriminación. Creo firmemente que nuestra verdadera esencia implica la ausencia de juicio, sin embargo es quizás lo más difícil de hacer dada nuestra experiencia humana dual.

Generalmente tendemos a categorizar: bonito, feo, gordo, flaco, alto, bajo. Y cada adjetivo lo acompaña una calificación que dependiendo de nuestras creencias y valores será positiva o negativa.

Cuando observamos a una persona o situación siempre la vemos desde la propia experiencia, el juicio que emitimos está teñido tanto por nuestra historia como por lo que ha entrado en nuestro subconsciente a través de los medios de comunicación y lo que se ha arraigado a través de las interacciones con los demás.

Cuando por ejemplo observamos a una persona y emitimos un juicio sobre ella, lo más seguro es que tengamos la atención fija en un único aspecto, haciéndonos ciegos a una multiplicidad de factores que conforman su ser. Por ejemplo, si en vez de ver a una persona y criticarla por su ropa, en caso de que no me guste, me concentro en su cara, y entonces le sonrío y al devolverme ésta la sonrisa me regocijo en la experiencia, he cambiado lo que potencialmente estaba destinado a ser un juicio negativo en una vibración superior; en una experiencia que vale la pena recordar a lo largo del día y quizás repetir.

No juzgues tus acciones ni las de los demás porque cada una de ellas es perfecta y necesaria en ese preciso momento. Cuanto más practiques el no enjuiciamiento verás que atraerás personas y situaciones en las que te sentirás libre de expresarte porque no se te está evaluando o enjuiciando, se te está permitiendo ser en toda tu extensión.

Cuanto más puedas expresarte en un ambiente sin juicios más fácil será llevar a cabo tu misión. La falta de juicio es la representación del amor incondicional y debe comenzar por ti.

"Si juzgas a las personas no tienes tiempo para amarlas" – Madre Teresa

# ÁMBITO MENTAL

## Viviendo en el presente

*"No tienes que creer en todo lo que piensas" - Chris Hardwick*

En general nuestros pensamientos consiguen abstraernos del momento presente. Éstos son lo suficientemente seductores como para que, si no estamos conscientes de ello, nos sumerjan en un estado en el que no nos es posible apreciar la realidad; en el que vemos todo a través de una lente que generalmente se encuentra empañada o teñida por falsas creencias y limitaciones, nublando nuestra percepción y capacidad de observación.

Así, mientras están ocurriendo milagros a nuestro alrededor y adentro de nosotros mismos: flores naciendo, atardeceres hermosos, niños sonriendo, nuestra alma evolucionando; estamos absortos en pensamientos que nos mantienen reviviendo un pasado que no existe o que, en algunos casos, nos llevan a un futuro lleno de miedos e incertidumbres.

El pasado es un constructo de nuestra mente, una interpretación propia de sucesos que no necesariamente está alineada con la verdad. Cuando enfrentamos hechos dolorosos nos imponemos como penitencia revivirlos una y otra vez. A veces los recordamos agregándoles nuevas dimensiones como: lo que una persona nos dijo, lo que ha debido decir, lo que no nos dijo, lo que hizo, lo que ha debido hacer, lo que no hizo. Otras veces, cual libretista de obra de teatro, nos empeñamos en reescribir la historia: si hubiese pasado de otra manera quizás la persona no hubiese hecho lo que hizo, si no hubiese ocurrido este hecho entonces no hubiese pasado lo que pasó. A veces lo que hacemos es reprocharnos una y otra vez lo que hicimos, lo que hemos debido hacer, lo que dijimos, lo que no dijimos, lo que pensamos hacer y no hicimos, lo que se esperaba de nosotros...

Al recordar estos hechos negativos reiteradamente y aderezarlos con nuestra propia interpretación vamos construyendo una prisión mental que nos mantiene distantes, nos mantiene presos en una dimensión en donde nuestra experiencia exterior es tan negativa como esa cárcel que hemos creado para nuestra mente y que se ha convertido lamentablemente en nuestra morada.

Para la mente no hay diferencia entre lo que experimentamos y lo que imaginamos: "Donde está tu mente allí estás tú" reza uno de los principios metafísicos. Tú seguramente no quieres vivir en una cárcel sombría. Es por esto que es muy importante que te hagas vigilante de tus pensamientos, que los observes de manera ecuánime para que te hagas resistente a la marea adormecedora que inevitablemente te lleva a dicha prisión.

Otras veces los pensamientos negativos que nos ocupan son acerca del futuro, la incertidumbre de lo que pasará, el temor a los posibles cambios que nos pueda deparar la vida: Y si ocurre tal cosa, entonces ¿qué haré? ¿Qué pasará si me quedo sin trabajo? ¿Qué voy a hacer con mis hijos, con mi vida, con mi carrera profesional? Y si mañana me muero o me deja mi novio, ¿qué pasará?

Lamentablemente la mayoría de las personas vive atrapada en sus pensamientos negativos perdiendo la oportunidad de encontrar su verdadera esencia, de experimentar el presente desde la paz y la serenidad.

Si este es tu caso el primer paso para salir de allí podría ser sustituir los pensamientos negativos por otros más armoniosos de forma tal de ir decorando poco a poco esa morada mental hasta ahora opaca, llenándola cada vez más de luz. Agradecer y bendecir son probablemente las dos vías más expresas para lograr esto.

En cada instante pregúntate:

Este pensamiento ¿cómo ayuda en la situación que estoy viviendo?

¿Cuál es el mejor aporte que puedo hacer con mi energía Divina a través de mis pensamientos en este momento?

¿De qué manera puedo servir a través de mis pensamientos para que la Divinidad se manifieste en este problema?

Una vez que tu morada mental sea un lugar apacible y logres emplear tu energía mental en temas elevados y constructivos, entonces podrás estar preparado para el siguiente nivel en el que serás capaz de disfrutar el momento presente sin ningún pensamiento ni juicio. Es en ese espacio de silencio absoluto donde podrás experimentar el campo de infinitas posibilidades y de unión con el todo.

## El poder de tu mente a tu favor

*"Tus pensamientos son increíblemente poderosos. Selecciona los tuyos con sabiduría" –Joe Dispenza*

La mente subconsciente es mucho más poderosa que la mente consciente y es la que determina nuestro estado de bienestar. Cuando una persona es hipnotizada, su mente se encuentra operando en un modo en el que crea y reconoce como ciertos todos los lineamientos que recibe la persona a través de la palabra. Por ejemplo, si a una persona bajo hipnosis se le dice que hay un oso que la está persiguiendo, ésta se asustará, correrá por su vida y su cuerpo segregará todas las hormonas necesarias para soportar este estado, aumentando sus pulsaciones, presión arterial y sudoración, entre otros síntomas.

Un proceso similar ocurre durante la meditación, es por ello que esta técnica ha cobrado cada vez más relevancia en el mundo actual. Cuando entramos en el estado de profunda meditación, podríamos decir que sentimos el cuerpo dormido pero el cerebro está despierto, la frecuencia cerebral es perfecta para inducir creencias que conllevan al bienestar general. Una vez en ese estado la mente no distingue entre la realidad y las sugestiones que recibe, y en caso de que la meditación sea por ejemplo dirigida hacia la curación, el cerebro crea las sinapsis necesarias para lograr un nuevo sistema de creencias, enviando señales específicas que regulan al organismo y que conllevan al logro de la meta. Mientras más se realice este proceso, más desarrolladas y seguras estarán dichas sinapsis o conexiones cerebrales y por lo tanto podremos vivenciar en nuestra vida diaria el mismo estado de paz y curación inducido durante la meditación.

El Dr. Joe Dispenza en su libro "Tú eres el placebo" explica con abundantes casos de estudio cómo muchas personas han logrado superar enfermedades consideradas como incurables, entre ellas la tiroiditis de Hashimoto, a través de la práctica de la meditación. Incluso tan sólo luego de una primera y única meditación le fue posible constatar cambios muy positivos en los indicadores físicos de los asistentes a sus seminarios. Él realmente ha logrado desmitificar el poder curativo de la meditación aportando una explicación científica sustentada por las mediciones realizadas y los logros de sus alumnos.

Cada vez que tenemos un pensamiento el cerebro genera neurotransmisores que envían mensajes al organismo haciendo que experimentemos una emoción. Estas emociones retroalimentan los mismos pensamientos los cuales a su vez generan emociones de la misma naturaleza. Cuando estos pensamientos y emociones específicas son experimentados con frecuencia, el cerebro crea conexiones que refuerzan este estado. Esta relación se torna en creencia y será la respuesta automática del individuo ante situaciones parecidas que la generen.

Cuando repetimos una y otra vez patrones de pensamiento-emoción se crea un sistema de creencias. Si por ejemplo operamos desde la conciencia de víctima, cualquier acontecimiento que ocurra en el exterior lo evaluaremos bajo este contexto haciéndonos reaccionar de manera consecuente. Bajo este sistema si una persona nos lleva la contraria reaccionaremos en modo de defensa sin tratar siquiera de pensar en lo que dicha persona propone o en espacios de colaboración entre ambas posiciones.

Por el proceso denominado neuroplasticidad somos capaces de reprogramar nuestro cerebro y es por eso que es posible cambiar cualquier sistema de creencias, sobre todo durante la meditación que ha demostrado ser una técnica ampliamente efectiva.

Se conoce que las enfermedades autoinmunes son la consecuencia de la interacción existente entre los genes y el ambiente celular. Dicho ambiente está determinado por el intercambio que mantiene nuestro cuerpo con el medio ambiente a través de la respiración, alimentación, contacto con la piel, entre otros. Igualmente, los químicos generados por el cerebro influyen en este ambiente celular, es por ello que la fe, los pensamientos positivos constantes unidos a estados emocionales elevados como la gratitud, la paz y el amor, han logrado en numerosos casos la remisión total de estas enfermedades e inclusive de enfermedades consideradas terminales.

Por ejemplo, en un estudio al que se les suministró placebo (una pastilla de azúcar) a pacientes de Parkinson, éstos mejoraron notablemente y se pudo constatar que sus cerebros produjeron dopamina que era exactamente el químico que necesitaban para mejorar. Estos individuos con tan sólo creer que se les suministraba un remedio eficaz para mejorar su dolencia, generaron en sus cerebros las condiciones internas necesarias que reflejaron en la realidad dicha creencia.

Podríamos resumir este proceso en la siguiente frase: cuando creas un nuevo pensamiento tu estado interno cambia neurológicamente, luego químicamente y finalmente genéticamente; tu biografía se convierte en tu biología.

Si pudieras elegir entre pensamientos que encienden los genes que ocasionan tu enfermedad o pensamientos que los apagan y encienden los genes que inducen a la curación ¿cuáles elegirías?

La función de la mente consiste en hacer coincidir nuestras creencias con la realidad que experimentamos, por lo tanto ésta es capaz de adaptar biológicamente al organismo para que dicha realidad se cumpla. Si te han dicho que vas a perder tu glándula tiroides y tu mente lo cree, es muy probable que esto se cumpla. Si por el contrario crees que mereces una vida plena, con tu tiroides intacta funcionando al cien por ciento y libre de síntomas, aumentará la probabilidad de ocurrencia de este estado. Ahora bien, para que esta situación se manifieste estas creencias deberán estar alojadas en la mente subconsciente.

Con respecto a este último punto quiero compartirles una experiencia muy personal: Mi padre siempre fue una persona muy próspera, a pesar de haber nacido en condiciones de precariedad económica logró tener éxito en los negocios y otorgarle a la familia amplias oportunidades y estabilidad. De naturaleza alegre y de gran fortaleza, mi papá tenía un problema, se estresaba muy fácilmente. Hasta el punto en que sufrió un infarto que según el cardiólogo que lo atendió había sido bastante importante y existían pocas posibilidades de que sobreviviera. Todavía recuerdo cuando el cardiólogo me lo comunicó, yo no le creí, mi papá tampoco le creyó. Cuando se despertó en la terapia intensiva empezó a echar chistes a las enfermeras que lo atendían. Al bajarlo a la habitación, y siendo diciembre, mi mamá decoró las puertas de las habitaciones del pasillo de la clínica con papel decorativo de Navidad y todo ello creó un ambiente propicio para que mi papá se recuperara rápidamente.

Sin embargo, años más tarde la situación económica familiar empezó a declinar, y esto fue mermando la confianza de mi papá en su naturaleza próspera. Poco a poco se fueron perdiendo bienes, la vivienda y los negocios familiares. A mi papá le costó mucho esta situación y siempre repetía: "el día en que vuelva a darle techo propio a mi familia me puedo ir tranquilo de esta vida". Así lo decretó y así ocurrió. El día posterior a la firma de la nueva casa que logró comprar para la familia, mi papá falleció. Yo pienso que esa era realmente su última misión en esta encarnación y que se fue muy feliz de haberla logrado, para la familia siempre es difícil aceptar la partida de uno de sus seres queridos. Pero también queda el aprendizaje:

¿Qué frase te repites a diario?
¿De qué manera estás programando tu
cerebro y por lo tanto tu vida?

## La importancia de mantenernos pensando en positivo

*"Qué liberación entender que la 'voz en mi cabeza' no es quien soy. ¿Quién soy entonces? Soy ese que observa" - Eckhart Tolle*

¿Has notado que los pensamientos negativos son más seductores que los positivos? Cuando hemos vivido una tragedia la recreamos una y otra vez en nuestra mente y nos cuesta mucho salir de la energía que ésta ha creado en nuestro interior. Pero cuando nos ocurre algo bueno no pensamos en esto tantas veces, no nos ocupamos en celebrar sostenidamente nuestros logros, una y otra vez. No traemos a nuestra mente esos momentos gloriosos con tanta frecuencia como las desdichas ¡Debemos cambiar con urgencia este patrón!

Usa tu poder de elección, elige tener sólo pensamientos positivos, éstos generarán emociones positivas que a su vez producirán bienestar físico. Tus células son organismos vivos que están al comando de tu mente, ellas se regocijan cada vez que emites energías benéficas con tus pensamientos positivos y se alinean en función de esta energía, apoyando tu presencia y misión y reflejando la verdad Divina: salud, bienestar, gozo y juventud.

*"Mi corona está en mi corazón, no en la cabeza" – William Shakespeare*

La mayoría de los patrones negativos de pensamiento están basados en el miedo, pero donde hay amor no puede existir el miedo. Este último se perpetúa a sí mismo a través del juicio presente en la mente, juicios que son pensamientos con los que nos identificamos y que son alentados por los sistemas educativos, medios de comunicación social y nuestra experiencia en sociedad.

Por ejemplo, si consideramos el patrón de belleza recalcado por los medios de comunicación como verdadero, esta creencia genera un patrón mental que nos hace comparar a las personas que conocemos o vemos en nuestra vida diaria tratándolas de encajar en dicho patrón, sólo el que se ajusta al mismo es entonces considerado o enjuiciado como "bello".

En ocasiones este patrón está rígidamente implantado en nuestras mentes y puede llegar a ser muy estricto como el hecho de considerar, por ejemplo, que el porcentaje de grasa corporal debe ser minimizado a toda costa.

Recuerdo el caso de una amiga que se "cuidaba" mucho pero estaba teniendo problemas con su período menstrual. Cuando visitó al médico ginecólogo éste le dijo que su porcentaje de grasa estaba por debajo del mínimo para que las funciones hormonales femeninas fueran estables y le recetó incluir más grasas en sus comidas. Sí, las mujeres necesitamos nuestras formas redondas para funcionar y procrear ¡Esa es nuestra naturaleza!

Dicho patrón de belleza está basado en un porcentaje muy bajo de la población en el que las personas poseen de forma natural un metabolismo muy alto resultando en una figura muy delgada ¡Pero la mayoría no somos así! Entonces, ¿por qué vamos a compararnos con un patrón creado sólo por la conveniencia de los diseñadores de moda que consideran una fastidiosa dificultad crear prendas de vestir que sienten bien a una figura con curvas?

Cuando nos conectamos con una persona desde el corazón y reconocemos su presencia Divina, esa que todos tenemos por dentro, es imposible no considerarla hermosa. Sea gorda, flaca, o que esté despeinada, sin maquillaje o con ropa que a nuestros ojos no combina; la esencia de esta persona es perfecta. Mientras más pronto lo reconozcamos, más rápido empezaremos a borrar los programas mentales implantados por nuestra cultura y la sociedad.

Tu cuerpo es hermoso como es, punto. Me gusta comparar las arrugas de la piel con los pliegues de los paquetes de regalo, mientras más pliegues más agraciado y sofisticado es el presente que se va a entregar. Las marcas de embarazo son prueba de una época hermosa en la que, si eres madre, podías sentir a tu bebé dentro de ti, en la que entregaste tu energía para la concepción de un ser de luz en el plano terrenal. Las canas son muestra de la alta frecuencia vibratoria del *chakra* corona que otorga la sabiduría de lo vivido. Y todo, absolutamente todo es hermoso.

Sé vigilante de tus pensamientos y consulta con tu corazón, allí reposa la guía Divina que te permitirá observar siempre la verdad; de esta manera dejarás de emitir juicios hacia los demás y hacia ti mismo. Esta es una vía rápida para la liberación, para encontrar ese espacio en el que te amarás infinitamente y por lo tanto serás capaz de amar al prójimo y a todo lo creado.

## Dejando de lado el patrón de víctima

*"Deja de tratarte a ti mismo como víctima de tu pasado. Confía y serás capaz de alcanzar lo que sea"* – Aarti Khurana

Todos poseemos patrones de pensamiento que moldean nuestras emociones y comportamientos. Estos patrones están basados en creencias subconscientes que nos esclavizan y nos convierten en sujetos sometidos a programas generados por una computadora interna que se repiten sin cesar una y otra vez.

Un patrón de pensamiento común es el de víctima. Lamentablemente hemos sido convencidos de que la capacidad que tenemos de controlar nuestras vidas es limitada. Que lo que nos ocurre es producto de la economía, el gobierno, la pareja, los hijos, los compañeros de trabajo; en fin, pareciera ser que siempre hay una razón para ser víctima de la situación que vivimos.

Lo cierto es que nuestra frecuencia vibratoria es la que genera absolutamente todos los eventos de nuestras vidas. Si pudiéramos abstraernos por un instante y enfocarnos únicamente en nuestro campo vibratorio – explicado en el capítulo "Somos Individuos Multidimensionales" – seríamos capaces de observar y comprender la relación causa-efecto existente entre lo que sentimos, pensamos, decimos y hacemos y aquellas situaciones que atraemos a nuestras vidas.

Cuando el esquema desde el que funcionamos está basado en la falta de poder para concretar los deseos de nuestro corazón caemos en el patrón de víctima. Y con ello desencadenamos sin darnos cuenta situaciones en las que requerimos de victimarios para perpetuar dicho patrón. Es la energía desde la que operamos y por lo tanto es lo que recibimos de vuelta con nuestro extraordinario poder creador.

En el momento en que recibí el diagnóstico de tiroiditis de Hashimoto no pude evitar que el patrón de víctima prevaleciera en mi mente. A pesar de haber vivido durante mucho tiempo conociendo la verdad, dicho patrón se repetía como un programa subyacente que me llevaba a buscar culpables externos de mi situación: seguramente la culpa era de cierta situación vivida con mi pareja, o por la alimentación que recibí de niña, o por los cambios hormonales de los embarazos, o porque cierto maestro en la escuela primaria me trató mal y pare de contar.

Ahora veo esta condición como una bendición que me ha permitido conocerme más profundamente y enfocarme en lo que es realmente importante: mi crecimiento espiritual y el cumplimiento de mi misión de vida. Me ha concedido además ir eliminando condicionamientos sociales, religiosos y culturales que no me permitían disfrutar la vida. Ahora sé por qué mi alma decidió darme esta prueba como oportunidad para el propio crecimiento y realización, y ya rara vez juzgo, sólo agradezco y fluyo.

Quiero proponerte que cuando te encuentres pensándote víctima de una situación sustituyas esos pensamientos por ideas cargadas de gratitud. En vez de quejarte y sentirte víctima por tus responsabilidades agradece que puedes llevarlas a cabo. Si has vivido un hecho traumático concéntrate en el aprendizaje y en cómo tu experiencia puede ayudarte no sólo a ti mismo sino a otros.

Y por favor ten paciencia, todos poseemos patrones negativos de pensamiento, no te identifiques con ellos, no creas que porque están en tu mente entonces eres una mala persona. Por el contrario, reconócelos primero, obsérvalos con gratitud y con una sonrisa interna complácete en la idea de que estás más cerca de liberarte de ellos.

Busca siempre el lado positivo en todo y verás que tendrás entonces mayor capacidad y espacio mental para magnetizar la vida que realmente deseas.

## El arte y el deporte como medios para ejercitar vivir en el presente

*"Si tan sólo decidiéramos vivir en el presente y agregar una dosis de fe en lo que venga seríamos más felices"* – Dr. César Lozano

Todos tenemos una esencia compartida que es fundamentalmente Divina. Cuando nos permitimos conectarnos con esta esencia entonces toda nuestra forma física, nuestros pensamientos y emociones se alinean al servicio de la Divinidad, trayendo como consecuencia alegría y realizaciones a nuestra vida.

Debemos buscar más los espacios y las experiencias en las que, permaneciendo en estado de alerta, somos capaces de reconocer la paz y alegría internas que son nuestro derecho de nacimiento y siempre están allí para nosotros.

Esto se puede hacer a través de prestar atención a los sentidos, a lo que escuchamos, vemos o lo que sentimos a través de nuestra piel. Al elegir una sensación y enfocarnos en ella podemos experimentar un estado de absoluta presencia y comunión con la Divinidad.

Una de mis actividades favoritas es pasear por la playa y buscar piedritas y caracolitos, elegir los que más me gustan, observar sus formas y colores a través de la luz pura e intensa del sol y luego llevármelos a casa, lavarlos y exhibirlos en una mesa cual tesoro.

Cada vez que los veo recuerdo esos momentos gloriosos y me conecto con la energía purificadora del mar.

También tengo en mi nevera imanes de los lugares que he visitado. Viajar es una de las actividades que más placer me produce, cada vez que busco un alimento en la nevera me conecto con la energía de realización y alegría que siento al viajar.

El arte también nos permite vivir momentos de absoluta presencia haciendo que los patrones mentales no puedan sabotearnos. El arte nos acerca a la verdad y es una vía que nos permite expresar nuestra unicidad en comunión con nuestra Divinidad.

El arte logra este contacto de dos maneras, desde la creación y desde la admiración. Cuando estás involucrado en una actividad artística tu ego cede el mando a lo Divino. Puedes notar que cuando te "conectas" haciendo arte tus pensamientos cesan, y esta actividad se vuelve una forma de meditación activa en la que te conviertes en un canal de la expresión Divina.

Cuando cantas, interpretas un personaje, pintas, escribes un poema, adornas tu casa, dibujas, diseñas, cuando realizas cualquier actividad artística o deportiva conectado con tu corazón y tu alma, descubres tu verdad, vuelves momentáneamente a la Fuente, esa que es toda belleza, dulzura, protección y provisión infinita.

Cuando disfrutas y admiras una buena obra de arte ocurre lo mismo. Cuando ves una buena película y te sumerges totalmente en la trama tu ego se desvanece, por ese tiempo cesan tus pensamientos y te embarcas en un viaje que te permite reflexionar, verte en el espejo de algún personaje o simplemente relajarte y ser feliz que es otra manera de conectarse con lo Divino. Cuando observas un cuadro que te intriga y empiezas a pensar en lo que quiso decir el autor y cómo ese mensaje se relaciona contigo vas abriendo canales para tu propio conocimiento.

Ser vigilante de tus pensamientos es un compromiso con tu bienestar y tu futuro, es una labor que te rendirá excelentes frutos. Una vez que despiertes y te des cuenta que eres capaz de observar los programas de tu mente y cambiarlos, te sentirás cada vez más empoderado y esto desencadenará un círculo virtuoso que te permitirá tener acceso a estadios de mayor nivel vibratorio, por lo tanto de mayor luz y libertad.

Ten en cuenta que se trata de un proceso continuo; muchas veces creemos que hemos eliminado una falsa creencia y después de algún tiempo, de repente la vemos surgir de nuevo en nuestros pensamientos. No te preocupes por ello, sonríe, agradece que se te está presentando la oportunidad de sanarla y sigue adelante.

# ÁMBITO EMOCIONAL

## El Código Emocional

"Las emociones no expresadas nunca mueren. Son enterradas vivas y salen a flote más tarde en formas más grotescas" - Sigmund Freud

El hecho de que podamos experimentar emociones constituye una gran bendición. La existencia sería muy sombría sin la capacidad de sentir amor, alegría, compasión o inspiración. Incluso las llamadas emociones negativas sirven su propósito: emociones como la tristeza y el enojo si son bien canalizadas nos permiten avanzar a través del aprendizaje de las lecciones contenidas en ellas, tales como la aceptación y el perdón.

Las emociones al ser aceptadas fluyen por nuestro torrente energético llevándonos a la realización y el entendimiento, con el consecuente cambio de conciencia hacia un nivel superior, en caso de que las lecciones hayan sido asimiladas. Sin embargo, hemos aprendido a encubrir nuestras emociones, generalmente no las entendemos y en vez de rendirnos ante ellas nos hacemos resilientes, les hacemos barreras, bloqueándolas y represándolas.

El Dr. Bradley Nelson en su libro "The Emotion Code" establece que un porcentaje significativo de las enfermedades físicas, dificultades emocionales y auto sabotaje es en realidad ocasionado por las energías contenidas en las emociones atrapadas. Éstas producen no sólo el evidente dolor emocional sino dolor físico, además de disminuir la función inmune. Pudiendo adicionalmente distorsionar tejidos del cuerpo, bloquear el flujo correcto de energía y prevenir el correcto funcionamiento de órganos y glándulas.

Las emociones como todo en el Universo también emiten una frecuencia. Cuando se encuentran atrapadas en el cuerpo hacen que los órganos y tejidos circundantes vibren en una frecuencia que no les es propia, trayendo como consecuencia problemas en su funcionamiento y creando por lo tanto dolores y dificultades de salud.

El subconsciente es esa gran computadora donde quedan registrados todos los eventos de nuestra vida. Todos los problemas, pensamientos, sentimientos y toda la historia de nuestras células han sido archivados en él. Éste además conoce cuáles son las emociones que se encuentran atrapadas en el cuerpo, en dónde se encuentran y cuál es el mejor momento para liberarlas.

El doctor Nelson propone una vía de acceso al subconsciente a través de pruebas musculares utilizadas en la kinesiología y que permiten, gracias a la codificación de las emociones, identificarlas y liberarlas a través del uso de las manos o imanes siguiendo el recorrido del meridiano central del cuerpo.

Debo decir que mi experiencia liberando emociones atrapadas a través de esta técnica ha sido bastante esclarecedora y efectiva. Un dolor persistente en la cadera se fue instantáneamente y me he sentido bastante más ligera desde el punto de vista de mis emociones. Con esto quiero decir que mi respuesta ante eventos inesperados tiende a ser cada vez menos explosiva desde el punto de vista emocional.

Uno de mis hijos que había actuado brillantemente en varias obras de teatro, de repente desarrolló una fobia que no le permitía hacer presentaciones en público en el colegio y este problema estaba afectando sus calificaciones. Gracias a la metodología de "The Emotion Code" detectamos la emoción que estaba produciendo este hecho, lo ayudamos a liberarla y desde entonces el problema no se ha vuelto a presentar.

En ocasiones es posible que el dolor físico que había sido generado por la emoción atrapada vuelva a ocurrir, es probable que dicha emoción emitiera una frecuencia muy potente que hizo que los órganos y tejidos a su alrededor continuaran vibrando a esa frecuencia a pesar de ya no estar presente el origen o dicha emoción. En ese caso se puede volver a aplicar el método de "The Emotion Code" o pedir asistencia a los ángeles, santos o seres de luz con los que cada persona se identifica según sus creencias o religión para que sea restaurada la frecuencia normal de esa zona del cuerpo. Como dijo Jesús: "Pide y te será dado".

## El Reiki y las emociones

Cabe destacar que durante las sesiones de Reiki también es posible liberar emociones contenidas. A menudo se pueden sentir emociones intensas, romper en llanto o incluso estallar de alegría en dichas sesiones. La energía del Reiki es maravillosa porque, a la vez que libera las emociones atrapadas, agrega la energía más adecuada en el lugar donde éstas se encontraban, evitando que queden vacíos energéticos que pueden ocasionar otros problemas.

Una vez le realicé una sesión de Reiki a una hermosa señora hindú. Cuando posé mis manos en su *chakra* sacro comencé a sentir una fuerte opresión en la garganta, una tristeza muy profunda.

Cuando terminamos la sesión le comenté que ella tenía una emoción de tristeza y desconsuelo enraizada en dicho *chakra* y que mi intuición me decía que no era ocasionada por una situación de su vida actual sino más bien de alguna vida pasada. Cuando me preguntó cómo sabía yo eso le expliqué que siempre he tenido la capacidad de sentir energía (afortunadamente ahora sé distinguir cuándo esa energía proviene de una persona o ente y cuándo es propia). La señora me explicó que había visitado varios médicos por dolores fuertes en el bajo vientre y que éstos nunca han encontrado la razón de dichos dolores. Todas las pruebas y análisis médicos siempre han reflejado un estado físico normal y por lo tanto no le han podido recomendar ningún tratamiento. Sin embargo, ella seguía sintiendo los dolores y en este momento estaba feliz de finalmente conocer la causa. Pero ahora ¿qué hago para sanar ese dolor?, me preguntó.

Como se mencionó anteriormente existen varias terapias que pueden ayudar a drenar emociones atrapadas y el Reiki es una de ellas. Escribir en un diario es otra manera muy poderosa de drenar. En el momento en que escribí mi historia personal para este libro lloré con gran intensidad, mientras más escribía más lloraba. En la noche cuando me acosté sentí un dolor muy fuerte en la garganta pero sabía que era necesario pasar por ese dolor, reconocer esa emoción que estaba atrapada, darle una voz, dejarla que se expresara para poder realmente sanar. En un par de días pasó el dolor y realmente sentí que se levantó un gran peso que tenía encima.

Somos individuos complejos desde el punto de vista emocional y mientras más conscientes seamos de nuestras emociones y más cultivemos el amor, la aceptación y el perdón por nosotros mismos más rápido encontraremos ese núcleo perfecto y luminoso que constituye la verdad de nuestro ser.

## Aceptando y amando al ego

Otro aspecto que puede ayudarnos a procesar nuestras emociones es la aceptación de nuestra naturaleza dual. Día y noche, yin y yang, femenino y masculino, todos son principios duales considerados naturales y sin embargo nos cuesta mucho reconocerlos en nuestro interior.

El ego es el vehículo que usa la personalidad para ayudarnos a sobrevivir y aprender lecciones de las experiencias vividas. Sólo unificando nuestro ser superior con nuestro ego podemos expresarnos en todo nuestro esplendor como los seres de luz que realmente somos.

Permitamos que el ego se exprese con voz propia, y digámosle desde el corazón: te acepto, te amo, gracias. Sólo haciendo las paces con lo que consideramos nuestro bajo ser o ego le permitiremos aprender de nuestro ser superior, apoyando y promoviendo así nuestra evolución. Después de todo es muy posible que esa sea la razón de nuestra existencia en un mundo de dualidad.

Grandes líderes a través de la historia han modelado esta verdad. Mahatma Ghandi, Martin Luther King Jr. y Nelson Mandela tuvieron que reconocer su ego o ser inferior para luchar contra la injusticia y lograr cambios verdaderos en sus sociedades y culturas. Estos tres grandes seres tomaron el poder de hacer lo que debían tanto del narcisismo de su ser inferior como del altruismo de su ser superior. Tuvieron que aceptar que eran ellos los elegidos para llevar a cabo su misión y hacerse ver como líderes centrados en la verdad para motivar a las masas inconscientes[5].

## Superando la depresión

Pienso que la emoción mayormente compartida por todos los pacientes de tiroiditis de Hashimoto es una profunda tristeza que puede sentirse "atascada" en la garganta. Esta emoción no procesada se hace cada vez más fuerte generando síntomas de depresión.

La depresión puede llegar a ser un hábito. Cuando me encontraba en mi etapa más depresiva podía sentir cómo mis células de alguna manera se habían hecho adictas a los químicos internos creados por el llanto, el sentimiento de culpa y la desdicha; creándose un círculo vicioso en el que de alguna manera había cierto tipo de recompensa en ese estado de desolación. Esta desesperanza era en mi caso una situación conocida que creaba un cierto y raro confort.

Debemos aprender a procesar esta tristeza interna y cual alquimistas transformar su energía en luz, en amor. La forma en la que he aprendido a hacer esto es en primer lugar reconociendo la tristeza y sus causas, dándole voz propia y dejándola manifestarse. Una vez acogida esta emoción en el corazón imagino que la tomo en mis brazos, la arrullo, la consiento y le digo que estoy presente para ella, que nunca más estará sola. Después de todo esta tristeza es una energía que yo misma he creado, es como un hijito al que debo enseñar a manifestar lo mejor de sí.

Con este método poco a poco retomo el control y con un nuevo nivel de entendimiento soy capaz de aceptar mi tristeza sin que me afecte, dándole cada vez más cabida en mi corazón a la alegría que me rodea.

Mi tristeza cada vez más se ve rodeada de luz y comienza a vibrar a otra frecuencia, yo la siento sonreír y la acompaño en su proceso de transformación, que es el mío propio y que es a la vez la misma transformación que ocurre en todo lo que me rodea. Este proceso crea una energía centrífuga en la que sólo existe la paz, en la que es certera la tranquilidad de saber que todo está y estará bien.

El círculo vicioso poco a poco se convierte en uno virtuoso que se amplifica cada vez más atrayendo hacia mí las situaciones, personas y actividades que me colman de satisfacción y gozo.

Me lleno de gratitud al reconocer el poder que tengo sobre mis emociones, al saber que sólo yo tengo el control sobre ellas y que soy capaz de transformarlas para mi beneficio, el de mis seres queridos y el de la humanidad.

También siento admiración por mi valentía al aceptar mis emociones y por atreverme a transformarlas. Me acepto tal como soy y ya no temo abrir mi corazón y entregar mi amor, ya nada puede herirme tan profundamente como para entrar de nuevo en el ciclo de falta de amor hacia mí misma, por lo tanto he encontrado el camino para la liberación.

El doctor Hawkins en su libro "El poder contra la fuerza" explica que cada emoción produce un campo vibratorio, siendo la emoción de menor frecuencia la vergüenza. A ésta le siguen la culpa, la apatía, la tristeza y el miedo. Cuando de manera recurrente sentimos estas emociones consideradas negativas, vibramos a frecuencias bajas que atraen por ley más experiencias que nos hacen repetir las mismas emociones una y otra vez. Adicionalmente, estas frecuencias bajas hacen que sea cada vez más difícil para el cuerpo físico mantener su vitalidad creando problemas en el sistema inmunitario y dando paso al envejecimiento celular.

Sólo cambiándolas conscientemente, con el inmenso poder del amor que todos poseemos en nuestro corazón, podemos empezar a crear ese círculo virtuoso que nos traerá la paz y la realización. Por eso, date un abrazo cada vez que puedas, perdónate, ama tus creaciones y confía en que tienes todo el apoyo Divino que necesitas para cambiar tu situación. Te amo.

# ÁMBITO FÍSICO

*"Toda enfermedad comienza en el intestino"* – Hipócrates

Existen diversos estudios científicos que han demostrado la conexión entre el síndrome de intestino permeable y las enfermedades autoinmunes. Adicionalmente, el sistema inmunológico puede volverse hiperactivo en presencia de infecciones ocasionadas por virus, hongos o bacterias; así como por niveles elevados de toxicidad ocasionados por exposición a componentes químicos, toxinas o metales pesados. También el stress físico y emocional puede causar la enfermedad, así como los cambios hormonales y el sobrepeso; generando todos ellos inflamación generalizada o en una zona particular del cuerpo.

El signo característico común de todas las enfermedades autoinmunes es la inflamación. Toda intervención dirigida a mitigar sus síntomas debe estar orientada a la reducción de dicha inflamación, preferiblemente a través de medios naturales.

Como puede verse, las causas físicas de esta dolencia son muy variadas y se requiere de mucha autodeterminación y paciencia para entender cuáles son aquellas que nos competen personalmente.

En mi caso, por ejemplo, se demostró que el intestino se encontraba fuertemente comprometido, con intolerancia demostrada a más de 70 alimentos comunes. Adicionalmente debía trabajar mis niveles de stress psicológico y emocional.

La buena noticia es que gran parte de las causas físicas mencionadas pueden identificarse y existen tratamientos naturales específicos para atender cada una de ellas.

Los doctores Alessio Fasano, Karin de Punder y Leo Pruimboom, entre otros, han llevado a cabo investigaciones científicas en las que se ha hecho evidente la conexión de las enfermedades autoinmunes con desequilibrios intestinales[678], dando luces sobre una de las causas principales de estos padecimientos. No obstante, los tratamientos alopáticos generalizados sólo se basan en la atención de los síntomas de la enfermedad y no en atender esta causa, mucho menos en prevenirla.

Generalmente cuando una persona presenta anticuerpos contra la glándula tiroides pero posee niveles de hormonas tiroideas en el rango normal, como era mi caso en el momento de mi diagnóstico, no se le receta ningún tratamiento específico. Se espera a que la glándula comience a perder sus funciones para entonces indicar el tratamiento de reemplazo hormonal. Este tratamiento es prolongado hasta que la tiroides se destruye totalmente por lo que la persona deberá seguirlo de por vida.

Peor aún, si la persona no trata las causas de esta enfermedad existe una alta probabilidad de que desarrolle otras enfermedades autoinmunes, creándose un círculo vicioso en el que los medicamentos recetados comúnmente para atender los síntomas exacerban las causas y se produce cada vez más inflamación y malestar en el cuerpo.

## Síndrome de Intestino Permeable

El síndrome de intestino permeable consiste en una disfunción del tejido intestinal en la que los espacios entre las células que lo conforman han sido aumentados de tamaño, permitiendo el paso hacia el torrente sanguíneo de sustancias ajenas a él, tales como macromoléculas de alimentos, desperdicios metabólicos y bacterias. Una vez presentes estos agentes extraños en el torrente sanguíneo el sistema inmunitario se sobreestimula produciendo anticuerpos necesarios para atacarlos. Esto resulta en un proceso inflamatorio severo que irá en aumento de no retirarse la causa.

Por medio del proceso denominado mimetismo molecular, el sistema autoinmune confunde las cadenas de proteínas de los agentes extraños con las de los órganos y tejidos del propio cuerpo dando como resultado la enfermedad autoinmune[9].

Se ha demostrado que la excesiva permeabilidad del intestino es producida por la presencia de alimentos inflamatorios que poseen lectinas tóxicas para el cuerpo humano, estos componentes son difíciles de digerir e interactúan negativamente con las paredes intestinales. Los alimentos que poseen dichas lectinas son: cereales tales como el trigo, arroz, avena y maíz; legumbres, granos o porotos; pseudo-cereales tales como la quínoa y la chía y los vegetales pertenecientes a la familia de solanáceas que incluyen la patata, tomate, berenjena y pimentón.

Como bien se conoce, los alimentos anteriormente mencionados han constituido parte importante de la dieta de la humanidad desde la revolución agrícola que ocurrió hace aproximadamente 10.000 años. Existen teorías que explican que nuestros cuerpos no han evolucionado lo suficiente para aprovechar la dieta resultante de dicha revolución, apoyando la idea de que la dieta más adecuada para el ser humano es la denominada dieta paleolítica. Este hecho ha sido demostrado en algunos estudios en los que se ha verificado que una dieta consistente exclusivamente de carnes, frutas, vegetales y nueces es desinflamatoria y altamente beneficiosa[10].

## Sensibilidades Alimentarias

En términos generales las sensibilidades alimentarias son el resultado de respuestas tóxicas a la comida y pueden ser divididas en dos categorías: alergias e intolerancias alimentarias.

Las alergias ocurren cuando el sistema inmunológico identifica una molécula en la comida como dañina, a estas moléculas se les conoce como antígenos. Entonces se producen una serie de reacciones en cadena dirigidas a eliminar dichas moléculas. Cuando el cuerpo produce un exceso de histamina en este proceso puede causar reacciones anafilácticas - dificultad en la respiración - que requieren de atención inmediata.

Por otra parte, cuando las funciones del tracto intestinal se encuentran comprometidas pueden surgir intolerancias alimentarias, las cuales ocurren cuando el alimento ingerido contiene moléculas que el cuerpo tiene dificultad en digerir. Las intolerancias a la comida son más difíciles de identificar puesto que producen reacciones diversas y éstas pueden ocurrir en un período prolongado de hasta 48 horas, haciendo muy difícil la identificación del síntoma con el alimento específico que la ha causado.

Los síntomas de las intolerancias alimentarias pueden incluir diversas afecciones en la piel, falta de claridad mental, dolores de cabeza, congestión nasal, sinusitis, asma, úlceras bucales o aftas, dolores abdominales, depresión, ansiedad, ataques de pánico, náusea, gas, diarrea, constipación, dolor en articulaciones, entre otros.

Si bien las intolerancias alimentarias no producen una reacción tan rápida y evidente como en el caso de las alergias alimentarias, deben tomarse muy en cuenta en el proceso de sanación de una enfermedad autoinmune. Dichas intolerancias producen inflamación crónica generando una sobrecarga del sistema autoinmune y resultando en el incremento de los síntomas de la enfermedad.

Existen diversas pruebas que permiten conocer las intolerancias alimentarias que posee una persona, entre ellas la prueba de hidrógeno en el aliento, las pruebas de sangre dirigidas a detectar la presencia de inmunoglobulina G (IGg) en diferentes tipos de alimentos, las dietas de eliminación dirigidas por profesionales y la kinesiología.

La kinesiología es una técnica muy poderosa porque te mantiene conectado a tu subconsciente y además es muy fácil de aprender. Está basada en un sistema bioenergético que combina la sabiduría de la medicina tradicional china con la técnica moderna de prueba muscular. A través de ella se puede literalmente preguntar a la mente subconsciente qué alimento necesita en este caso evitar, la mente comunica la respuesta a los músculos haciéndolos más débiles en el caso de que el alimento sea nocivo. Esta técnica es muy recomendable sobre todo porque las intolerancias alimentarias van cambiando en el tiempo y hacer estas mediciones podrá permitir incorporar paulatinamente alimentos a la dieta. Además esta prueba es económicamente mucho más accesible que las pruebas de sangre realizadas en el laboratorio y si aprendes a hacerla por ti mismo no tendrá ningún costo.

Los estudios demuestran que dejando de consumir los alimentos que producen la respuesta inmunitaria el intestino es capaz de regenerarse, reduciendo la inflamación y mejorando los síntomas de la enfermedad[11].

Recuerdo que una vez estaba en un curso de crecimiento personal y el instructor nos decía: "les tengo una buena noticia y una mala noticia, la buena es que el resultado depende de ti, la mala es que el resultado depende de ti". Las prácticas occidentales de medicina nos han acostumbrado a creer que la solución de toda dolencia se encuentra contenida en un fármaco, interfiriendo en nuestra conexión natural con la capacidad propia de sanación.

Como mencioné anteriormente mi intestino estaba fuertemente dañado, cuando me realizaron la prueba de sangre de intolerancias alimentarias el resultado que recibí fue de más de 70 intolerancias, incluyendo no sólo los alimentos de alto riesgo como los huevos, lácteos, gluten, soya y la levadura; sino muchos otros considerados generalmente sanos pero que mi cuerpo no podía tolerar en ese momento, entre ellos la carne de res, pollo, lechuga, cebolla, ajo, entre otros.

Adicionalmente a los alimentos mencionados en la prueba decidí seguir los lineamientos de la dieta paleo enfocada básicamente en el consumo de alimentos no procesados de los rubros carnes, pescados, mariscos, frutas, vegetales y nueces.

No es fácil procesar que para revertir tu enfermedad debes restringir la alimentación a un número muy finito de alimentos. Ahora puedo identificar claramente mi antigua programación mental de víctima que me hacía ver esta cuesta más inclinada de lo que en realidad era. Después de un proceso de aceptación y calma decidí tomar las riendas de este camino. Busqué recetas sabrosas con los alimentos que podía comer, inventé otras yo misma, descubrí el sabor de nuevos alimentos y me fui adaptando a este nuevo proceso.

Curiosamente algunos meses antes de conocer sobre mi enfermedad yo había empezado a seguir la dieta paleo e incluso había creado un blog –*sanasingranos* – en el que compartía mis recetas y creaciones culinarias. Al seguir esta dieta no sólo bajé de peso sino que además mi depresión crónica disminuyó muchísimo ¡Es impresionante cómo el Espíritu a veces nos muestra la solución de nuestros problemas incluso antes de que sepamos que tenemos uno!

La dieta paleo tiene muchos aspectos positivos, uno de ellos es que la flora intestinal cambia haciéndose más amigable para el cuerpo humano, ayudando por lo tanto en la absorción de nutrientes y en la síntesis de algunos compuestos vitamínicos. Es importante también la ingestión de alimentos con probióticos tales como el *sauerkraut* o repollo agrio, los encurtidos, el chocolate negro (que contenga al menos 70% cacao) y el té kombucha, entre otros. También puedes ingerir suplementos de probióticos disponibles en algunas tiendas naturistas y farmacias especializadas.

Una vez pasado el período de lamentarme por mi situación, decidí ver este nuevo reto como una oportunidad para redescubrirme también; decidí que no perdía nada con probar y ¡los resultados fueron realmente impresionantes! Ya en la primera semana se anularon los síntomas de resistencia a la insulina, no me sentía con descenso de energía luego de comer; además empecé a perder peso y mi piel se veía mucho mejor. Luego de tres meses bajo este régimen puedo decir que TODOS mis síntomas empezaron a aliviarse de forma sostenida.

Ahora bien, es importante conocer que durante el transcurso de este tratamiento ocurre un proceso de desintoxicación en el cuerpo, denominado crisis de curación, durante el cual los síntomas se acrecientan por un lapso de tiempo definido hasta que comienzan a revertirse. En mi caso tuve una fuerte depresión, dolores intensos en la garganta, espalda y en la cabeza que duraron aproximadamente un mes. Es necesario mantener la calma durante este período, tomar mucha agua y considerarlo como una bendición que está indicando que pronto la mejoría empezará. También el Reiki me ayudó mucho en este proceso, manteniéndome más relajada, conectada con mi ser y con confianza.

Existe una serie de alimentos específicos que ayudan a sanar el intestino, entre ellos se encuentran: sopa de hueso, caldos de res, pollo y pescado, gelatina, grasas saturadas, jugos de vegetales sin fibra y alimentos fermentados.

Lamentablemente las grasas saturadas han ganado muy mala reputación, éstas eran un bien muy preciado en la era paleolítica, densas en calorías permitían a nuestros ancestros mantenerse en pie ante largos períodos de escasez de alimentos. Las grasas recomendadas en la dieta paleo son beneficiosas para el organismo, poseen propiedades anti-inflamatorias, antisépticas, disminuyen los niveles de colesterol y son beneficiosas para la piel y el cabello.

Las grasas recomendadas para cocinar son aquellas que no producen radicales libres cuando se someten a altas temperaturas, tales como la grasa o manteca proveniente de animales orgánicos y el aceite de coco. Para ser usados en frío, en ensaladas o para finalizar platos se recomiendan principalmente el aceite de oliva y aguacate, nunca se deben usar aceites hidrogenados.

Quiero compartir mi experiencia con respecto a la necesidad del cuerpo de ingerir proteína animal:

Hace muchos años en un mes de diciembre fui con la familia a un hermoso restaurant ubicado en la montaña en donde cada quien podía pescar una trucha en el lago contiguo para luego degustarla con los aderezos de su preferencia. Yo estaba con mi esposo y nuestros dos hijos y me negaba a pescar, la verdad es que nunca me gustó esta actividad. Uno de nuestros hijos al pescar su trucha pidió ayuda así que me acerqué y tomé la caña de pescar, enseguida sentí una corriente de energía que pasó desde mi brazo hacia todo mi cuerpo y comencé a llorar, yo le decía a mi esposo: "la trucha está sufriendo ¿qué hago?" Yo sentía su sufrimiento y no podía hacer nada por mitigarlo. Por supuesto a la hora de comer ordené una sopa de vegetales. Esta fue una experiencia realmente importante para mí.

Al mes siguiente decidí ser vegetariana de por vida, los únicos productos de origen animal que ingeriría serían los huevos y la leche. Al principio me sentí radiante de energía, estaba comiendo cantidades importantes de vegetales y frutas y estaba contribuyendo con una causa justa en el mundo.

Sin embargo, cinco años más tarde sentí que mi salud se había deteriorado sustancialmente, tenía mucho acné, inflamación, manchas en la cara, dolores en los riñones y saltos en el corazón. Visité a un médico naturista que me explicó que por ser mi sangre del grupo O+ mi cuerpo necesita de los nutrientes de la carne, esto lo explica el Dr. Peter J. D'Adamo en su libro "Los grupos sanguíneos y la alimentación". Con toda la evidencia en frente igual no quise consumir carne, me costaba mucho anteponer mi salud ante el sufrimiento de tantas hermosas criaturas.

Pero resultó que quedé embarazada de mi tercer hijo y debía sustentar a mi bebé, ya no se trataba de mi salud sino la de este hermoso ser de luz que se estaba formando dentro de mí. Volví a comer carne durante el embarazo y esto suprimió gran parte de los problemas de salud que presentaba.

Es posible que haya desarrollado la tiroiditis de Hashimoto por haberle negado a mi cuerpo las sustancias que necesitaba para funcionar correctamente durante este período. La lección para mí fue muy clara, la verdad está en el balance y muchas veces el ego espiritual nos puede llevar a tomar decisiones erradas y en detrimento de nosotros mismos.

Hoy en día bendigo a los animalitos que dan su vida por mi salud e ingiero la carne con agradecimiento. Todavía quisiera ser vegetariana, y creo que internamente lo soy, quizás algún día lo logre sin poner en riesgo mi salud y la de mi familia.

## Toxicidad

Es importante medir la presencia de metales pesados en la sangre. Una de las fuentes de toxicidad en el organismo puede estar en las amalgamas dentales. Estos compuestos están formados por mercurio, plata, cobre y zinc. El mercurio tiene una alta capacidad de penetrar materiales y ciertamente una cavidad dental no escapa a ella. El mercurio presente en las amalgamas puede estarse absorbiendo no solo por el contacto con la cavidad dental sino en forma de vapor, inhalándose al ser presionado constantemente en el proceso de masticación.

Ciertamente luego de varios años las amalgamas se expanden, erosionan y van haciendo presión contra el diente pudiendo incluso partirlo. Por esta razón y por la posible amenaza de toxicidad que representan para el cuerpo humano, hoy en día se recomiendan reemplazarlas por resinas de igual dureza y menor toxicidad.

La sustitución de las amalgamas puede ser costosa pero es altamente recomendable en el caso de presentar una enfermedad autoinmune. Si te es posible, puedes hacerla paulatinamente. Piensa que pasado un tiempo tendrás que sustituirlas de todas maneras. Y tratándose de tu salud no hay gasto que sea elevado. Además las nuevas resinas, de color parecido a los dientes, son mucho más estéticas ya que no saltan a la vista.

Cuando se remueven las amalgamas es necesario que el odontólogo utilice un dique de goma, el cual evita que las partículas de amalgama entren en contacto con la boca. Adicionalmente se deben utilizar dos aspiradores, uno para la saliva y otro que permita extraer los trozos de la amalgama a sustituir y que debe estar todo el tiempo a menos de un centímetro de la misma. Esta es una exigencia muy importante que debes hacer a tu odontólogo porque si los trozos de amalgama están mucho tiempo en contacto con la mucosa bucal o si llegas a tragarlos los niveles de toxicidad en el cuerpo aumentarán.

El mercurio también puede estar presente en algunos alimentos, más que todo en el pescado, siendo las fuentes más susceptibles las especies de peces más longevas y de mayor nivel en la cadena alimentaria. El pescado es un alimento muy sano pero observando el problema de la toxicidad del mercurio, se recomienda consumir aquellas especies más pequeñas en tamaño.

Otro metal usual que puede producir estragos a la salud es el plomo que puede estar presente en algunas pinturas, procesos de fabricación y gasolina.

Aparte de los metales pesados existen otras fuentes importantes de toxicidad, entre ellas los químicos utilizados como conservantes en la comida y los productos cosméticos. Diariamente y sin darnos cuenta absorbemos por la piel decenas de compuestos químicos potencialmente dañinos a través del uso de cremas, lociones, champú, desodorantes y maquillaje.

Quiero narrar mi experiencia con esto porque normalmente estamos tan acostumbrados a usar los productos cosméticos que conseguimos en las vitrinas de las tiendas que no podemos imaginarnos la vida sin ellos, sin embargo he descubierto que los mejores productos cosméticos son los naturales. El desodorante más efectivo es una mezcla de bicarbonato de sodio con unas gotas de aceite de coco, el mejor anti *frizz* para el cabello es sin duda el aceite de coco, mi loción nocturna para las arrugas preferida es el aceite de coco con unas gotas de mi aceite esencial favorito. Incluso hay líneas de maquillaje totalmente orgánico y algunas recetas que se pueden realizar en casa. Por ejemplo, mi polvo facial es una mezcla de almidón de tapioca con cacao y un poco de cúrcuma. Sólo doy algunos ejemplos para animarte a que busques información y vayas sustituyendo los productos cosméticos nocivos por productos naturales. Como regla general: si no puedes ingerir un cosmético entonces tampoco debes aplicarlo a tu piel.

# Infecciones

Las infecciones por virus o bacterias generan una respuesta inmune que por mimetismo celular puede resultar no sólo en la destrucción de dichos organismos sino de órganos y glándulas del cuerpo tales como la tiroides.

Se ha encontrado que las tres principales infecciones relacionadas a la tiroiditis de Hashimoto son: el virus de Epstein-Barr perteneciente a la familia de los herpes y que ocasiona mononucleosis; las bacterias Yersinia enterocolítica y Helicobacter pylori.[12][13][14]

Normalmente el cuerpo es eficiente en eliminar estos agentes patógenos, pero a veces éstos permanecen en su interior y al ser su composición molecular parecida al tejido de la glándula tiroides, el sistema inmunitario queda activado atacando dicha glándula. Mientras el agente se mantenga en el organismo habrá anticuerpos tiroideos presentes y por lo tanto no podrá ocurrir la remisión de la enfermedad.

Algunos tratamientos naturales de estas afecciones incluyen el uso de selenio, vitamina C, zinc y la plata coloidal. Los médicos naturistas recomiendan mucho la plata coloidal como antibiótico natural ya que es altamente efectiva y no daña la flora intestinal. Se ha demostrado que es capaz de eliminar bacterias, virus y hongos en forma definitiva, actuando eficazmente en las cepas resistentes, cosa que no sucede en el caso de algunos antibióticos convencionales.

En mi entorno familiar hemos usado la plata coloidal en casos de infecciones de ojos, oídos y como complemento en el tratamiento de la tiroiditis de Hashimoto con excelentes resultados. También está indicada para sanar la candidiasis, condición que suele ser común entre pacientes con enfermedades autoinmunes. Los productos de plata coloidal contienen plata en una proporción muy baja, por supuesto no debe excederse nunca la dosis recomendada por el fabricante.

## Vitaminas y Nutrientes

Una condición común en la tiroiditis de Hashimoto es la deficiencia de selenio, la cual está asociada con casos de problemas intestinales severos. El selenio es un oligoelemento esencial que cumple un rol muy importante en el funcionamiento de la tiroides.

La mínima dosis recomendada de selenio para lograr la reducción de anticuerpos tiroideos es de 200 mcg diarios.[15]

Otra deficiencia que suele ser común en la tiroiditis de Hashimoto es la de Vitamina D, muy necesaria para la salud general y en particular la salud de los huesos. En caso de deficiencia se recomienda tomar el sol con la menor cantidad de ropa posible al menos 30 minutos diarios. También existen suplementos que deben ser suministrados bajo el consejo de un médico.

## Otros Consejos

✓ La correcta hidratación es muy importante, asegúrate de tomar al menos ocho vasos diarios de agua.

✓ El uso de saunas y baños de vapor es muy recomendable para la eliminación de toxinas. Incluso si no tienes acceso a ellos pero vives en una zona tropical simplemente disfruta del calor, mientras más sudes más toxinas estarás eliminando del cuerpo. No olvides hidratarte bien.

✓ El ejercicio físico es importante pero debes hacerlo en moderación, cualquier sobrecarga de tu cuerpo puede activar el mecanismo del sistema nervioso simpático de "defensa o huida" en el que se producen altos niveles de stress, cosa que es más bien deseable evitar en este caso.

✓ Nunca salgas de tu casa sin desayunar, esta comida es realmente importante para el organismo, si el cuerpo no obtiene lo que necesita nuevamente entra en el modo "defensa o huida" que nos resta energía necesaria en el proceso de sanación.

✓ Una de las actividades más importantes es dormir. Mientras dormimos no sólo volvemos a casa y nos recargamos energética y espiritualmente, también sanamos nuestro cuerpo físico. Si duermes muy pocas horas o te despiertas muchas veces de noche debes hacer lo posible por cambiar esta situación. Hay música con sonidos de la naturaleza que puede ayudar en este caso, también mantener una temperatura ambiental adecuada, hay ciertas infusiones herbales tales como el tilo, manzanilla y lavanda que también contribuyen con el reposo.

✓ Beber una solución de agua salada en ayunas cada mañana, hecha con sal marina o sal del Himalaya, nunca se debe usar sal común de mesa. Esta solución es alta en nutrientes y te ayudará a alcalinizar el cuerpo. Puedes hacerla colocando en un envase un cuarto de medida de sal marina o del Himalaya y tres cuartos de medida de agua, luego de 24 horas puedes usar una cucharadita de esta solución en un vaso de agua fresca. Esta recomendación me la hizo el mismo médico naturista que me recomendó ingerir carne cuando era vegetariana, yo la sigo a diario y la verdad es que cada día me levanto con ganas de beber agua de mar. Me recuerda mi niñez cuando tragaba montones de agua mientras jugaba en la playa.

✓ Es muy importante mantener la salud bucal para la desinflamación del organismo y en específico para calmar el sistema inmunológico, porque si hay muchas bacterias presentes en la boca el cuerpo estará empleando gran cantidad de energía en luchar contra ellas. Aparte por supuesto de visitar el odontólogo regularmente, existe una técnica ayurvédica que te ayudará a eliminar toxinas y microorganismos de la boca que es denominada extracción por aceite u *oil pulling*. Básicamente en ayunas por las mañanas tomas de una a dos cucharadas de aceite, puede ser de ajonjolí, oliva o coco y lo mantienes en la boca por 20 minutos asegurándote de pasarlo por todos los dientes. Luego escupes el aceite cargado de bacterias y te aseguras de lavar muy bien los dientes y la boca. Si tienes caries o infecciones presentes te darás cuenta que este proceso las hará evidentes pudiendo potencialmente sanarlas por completo.

✓ La última recomendación es que consigas un buen médico holístico que te ayude a sanar. Yo he seguido mi tratamiento con una doctora experta que combina la medicina occidental con la medicina china, que me ha permitido confiar en la evolución positiva de la enfermedad además de monitorear los niveles de anticuerpos tiroideos y nutrientes en sangre, verificando objetivamente la remisión de la misma.

# EPÍLOGO

Tu cuerpo físico es un espejo de tus cuerpos energéticos más sutiles. Absolutamente todo lo que ves y sientes en él proviene de las frecuencias generadas en los planos mental, emocional y espiritual. Su forma está ampliamente relacionada a tu misión de vida, sus huellas a tus pensamientos y emociones.

Si el cuerpo es un espejo de esa realidad que no vemos pero que sin duda existe, entonces sus síntomas no son más que señales que nos ayudan a comunicarnos y a entender dicha realidad. Cuando abres tu mente y tu corazón a esta metáfora, si así quisieras llamarle, la enfermedad puede convertirse en tu mejor aliado para tu crecimiento, para conectarte con tu verdadera esencia.

Lograr la salud va mucho más allá de tomar suplementos, hacer dieta, ejercicios y visitar el médico, porque nosotros somos mucho más que este cuerpo físico que podemos palpar. Somos parte de la sinfonía universal que vibra y produce luz y sonido, somos una parte realmente importante porque nuestra frecuencia específica hace falta para dar equilibrio, para que la sinfonía esté completa y entonada.

Atrévete a bailar con tu maestro Hashimoto, a seguirle los pasos que con amor te enseña para que puedas fortalecerte y brillar con tu propia luz. Todo, absolutamente todo lo que está presente en tu mundo es tu creación y por lo tanto podrás moldearlo para hacer tu realidad más parecida a tu verdadera esencia. De esta manera al cambiar tus pensamientos y emociones en positivo verás como no sólo tu salud mejora, también lo harán tus relaciones interpersonales, tu carrera profesional y el aspecto financiero de tu vida. Al conectarte espiritualmente con la Divinidad encontrarás una fuente infinita de energía que te hará cumplir los sueños de tu corazón y llevar tus empresas hacia adelante, cualquiera que sea su naturaleza.

Permítete desarrollar tu creatividad. Dibuja, pinta, canta, baila, diseña, crea historias, chistes, videos, collages. Acepta tu potencial creador a través de estas actividades, que te sirvan de ejercicio para luego pintar el lienzo de tu vida.

Dibuja tu vida con hermosos colores, llénala de magia, de eventos cotidianos hermosos, de flores, de alegría, de amor, de personas que te ayudarán en tu camino hacia el resplandor de tu esencia, hacia el crecimiento de ese sol que reside en tu corazón. Ese sol sin duda alguna dará vida a otros mundos y criaturas con todas las oportunidades y la energía infinita que será capaz de dar.

Ser fiel a ti mismo, transparente y vulnerable es quizás la enseñanza más importante de Hashimoto, el maestro de baile que has elegido en esta oportunidad para tu superación. Comparte tus ideas y sueños sin temor, poco a poco verás que no es casual que estén presentes en tu corazón, todo tendrá finalmente sentido y serás capaz de bailar solo e incluso guiar a otros en los pasos necesarios para progresar en su camino hacia la curación, el conocimiento de sí mismos y al fin y al cabo su libertad.

Hazlo con una sonrisa y por favor ten paciencia, recuerda que en el baile a veces damos un paso hacia adelante y otro hacia atrás. Si sólo te enfocas en el que das hacia atrás no serás capaz de ver la gracia de tus movimientos ni de apreciar tu obra completa.

Tu niño interior siempre ha sabido cuál es tu misión. Recuerdo cuando pequeña me preguntaban qué quería ser cuando fuera grande, yo siempre respondía: actriz, cantante y médico. Y siempre percibía rostros de desaprobación en la familia, actriz y cantante no eran consideradas profesiones "honorables" y ser médico era como muy sacrificado: "Mira a tu madrina que es médico y pasa noches enteras sin dormir en el hospital".

Luego de haber estudiado ingeniería, haber trabajado en el área corporativa y haber tenido mi propia empresa de publicidad, la gratificación no era tan importante o profunda para mí como cuando iba a mis lecciones de canto o cuando cantaba en un concierto con orquesta o cuando me quedaba meditando en casa o cuando tenía una nueva experiencia de éxtasis y adquisición de conocimiento espiritual o cuando era capaz de ayudar y orientar a una persona. Y finalmente todo se hizo claro, todas las señales leves del cuerpo, el dolor de la garganta todas las mañanas en la trayectoria al trabajo, los dolores de cabeza, la ansiedad, la depresión, todas eran señales de mi tiroides pidiendo auxilio, de mi alma pidiéndome: "Para por favor, ¡para ya!" Y ahora me maravillo al reconocer que siempre lo tuve claro, ser actriz y cantante se combinan perfectamente en una cantante de ópera y ser médico no es más que sentir una profunda orientación de servir a otros con las herramientas que tenemos a la mano, en mi caso con la medicina energética y el Reiki. Y no importa que hayan pasado más de 40 años, ahora estoy feliz de haberme conectado con mi mágica niña interior, esa que creía ver al niño Jesús cada vez que paseaba en la montaña con su abuela, que adoraba cantar moviéndose con gracia en la mecedora, que veía lucecitas saltarinas y siempre sonreía a todos. Y no hay nada que lamentar porque el alma no conoce de tiempo, para ella es igual 4 meses, 4 años o 40. Ya estoy de vuelta a mi sendero con un montón de aprendizajes y el reconocimiento de seres hermosos que me han ayudado y aportado muchísimo.

Y tú cuando eras niño qué respondías ante la pregunta ¿Qué quieres ser cuando seas grande?

Practica gratitud a diario y rinde honor a los momentos de la vida cotidiana porque en ellos puedes encontrar la más profunda felicidad.

Deja de buscar lo extraordinario como si se te ha perdido porque ya está en ti y de hecho también está a tu alrededor y está presente en cada instante de tu existencia.

Perdona, perdónalo todo, tus acciones y las de los otros. Toma en cuenta que cada quien debe ser fiel a sí mismo y a veces tomamos decisiones que afectan a los demás, no porque así lo queramos sino porque es un camino que debemos necesariamente tomar para el crecimiento y aprendizaje de nuestra propia alma.

Todos estamos haciendo lo mejor que podemos siempre, con el nivel de conciencia y el cúmulo de experiencias que tenemos, de manera que:

¿Cómo no perdonar a esa persona que consideras
que te ha traicionado cuando ella realmente
está haciendo lo mejor que puede?

¿Cómo no perdonarte a ti mismo?

Por último desarrolla la práctica diaria de la gratitud, de enfocar lo positivo de cada situación, te sorprenderás de los regalos que recibirás. Agradécelo todo: el aire, el agua, el cielo, las pruebas, la familia, el sol, los dolores y las sonrisas. Todo es parte de ti y todo está presente para apoyarte en tu camino de evolución infinita. Confía.

# FUENTES DE INFORMACIÓN RECOMENDADAS

1.  Ballantine, Sarah. The Paleo Approach - Reverse Autoimmune Disease and Heal Your Body. Victory Belt Publishing. 2013

2.  Brennan, Barbara. Hands of Light - A Guide to Healing Through the Human Energy Field. Bantam New Age Books. 1998.

3.  Choquette, Sonia. The Answer is Simple... Love Yourself Live Your Spirit. Hay House. 2008.

4.  Dispenza, Joe. You Are the Placebo - Making Your Mind Matter. Hay House. 2014.

5.  Dyer, Wayne. The Power of Intention - Learning to Co-create Your World Your Way. Hay House. 2010.

6.  Eden, Donna. Energy Medicine - Balancing Your Body's Energies for Optimal Health, Joy, and Vitality. Penguin Group. 1998.

7.  Gibson, David. The Complete Guide to Sound Healing. Electronic Book. 2013

8.  Gordon, Richard. Quantum Touch - the Power to Heal. North Atlantic Books. 1999.

9.  Marsden, Blue. Soul Plan - Reconnect with Your True Life Purpose. Hay House. 2013.

10. Mercier, Patricia. The Chakra Bible. Sterling. 2007.

11. Myers, Amy. The Autoimmune Solution - Prevent and Reverse the Full Spectrum of Inflammatory Symptoms and Diseases. Harper One. 2015

12. Myss, Caroline. Anatomy of the Spirit. Bantam Books. 1997.

13. Nelson, Bradley. The Emotion Code – How to Release Your Trapped Emotions for Abundant Health, Love and Happiness. Wellness Unmasked Publishing. 2007.

14. Nolin, Gena et al. Beautiful Inside Out - Conquering Thyroid Disease with a Healthy, Happy, "Thyroid Sexy" Life. Atria Paperback. 2013.

15. Quest, Penelope, et al. The Reiki Manual – A Training Guide for Reiki Students, Practitioners, and Masters. Tarcher/Penguin. 2010.

16. Robinson, Ken. The Element - How Finding Your Passion Changes Everything. Penguin Books. 2009.

17. Thomas, Rhys. Discover your purpose. Tarcher/Penguin. 2015.

18. Wentz, Izabella. Hashimoto's Thyroiditis - Lifestyle Interventions for Finding and Treating the Root Cause. 2013.

# SOBRE LA AUTORA

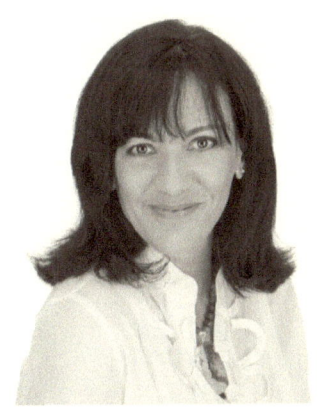

Sonia Carolina cree firmemente en dos principios: cuando estamos alineados con nuestro propósito de vida no hay lugar para la enfermedad y todo es posible cuando aplicamos el poder de la intención. Por varios años ha estado dedicada al estudio de terapias alternativas de sanación y, luego de su primer encuentro con el Reiki en el año 2002, ha ido integrando todos sus conocimientos junto con las nociones metafísicas creando su propio sistema de creencias con respecto al camino de la curación.

Ingeniero mecánico, Licenciada en música y Maestra de Reiki Usui tradicional, Sonia combina su capacidad analítica natural con su potencial creativo, artístico y espiritual ofreciendo una perspectiva única e interesante ante el dilema de la falta de solución de la comunidad médica tradicional ante las enfermedades autoinmunes. Logrando revertir por medios naturales el hipotiroidismo autoinmune, ahora está dedicada a inspirar a otros con dolencias similares a hacer lo propio y en el camino conseguir felicidad y realización.

Como cantante lírica ha actuado con diversas orquestas sinfónicas, grupos de cámara y ensambles vocales en América, Europa y Oriente Medio. Es fundadora del grupo vocal Vox Livens merecedor de varios premios internacionales.

www.soniacarolinagonzalez.com

# REFERENCIAS

1   US National Library of Medicine, National Institutes of Health. Molecular Mimicry as a Mechanism of Autoimmune Disease. Web 5/4/2016. http://www.ncbi.nlm.nih.gov/pmc/articles/PMC3266166/

2   Thyroid.org, American Thyroid Association, Web 28/12/2015. http://www.thyroid.org/media-main/about-hypothyroidism/

3   Thyroid.org, American Thyroid Association, Web 01/04/2016. http://www.thyroid.org/hashimotos-thyroiditis/

4   Nolin, Gena et al, Beautiful Inside Out, Conquering Thyroid Disease with a Healthy, Happy, "Thyroid Sexy" Life. P. 89. Atria Paperback. 2013.

5   Thomas, Rhys. Discover Your Purpose. Jeremy P. Tarcher/Penguin, 2015. p. 111

6   US National Library of Medicine, National Institutes of Health. Leaky gut and autoimmune diseases. Web 04/04/2016. http://www.ncbi.nlm.nih.gov/pubmed/22109896

7   US National Library of Medicine, National Institutes of Health. Zonulin, regulation of tight junctions, and autoimmune diseases. Web 04/04/2016, http://www.ncbi.nlm.nih.gov/pmc/articles/PMC3384703/

8   US National Library of Medicine, National Institutes of Health. Zonulin and its regulation of intestinal barrier function: the biological door to inflammation, autoimmunity, and cancer. Web 04/04/2016, http://physrev.physiology.org/content/91/1/151.long

9   US National Library of Medicine, National Institutes of Health. Molecular Mimicry as a Mechanism of Autoimmune Disease. Web 05/04/2016. http://www.ncbi.nlm.nih.gov/pmc/articles/PMC3266166/

10   US National Library of Medicine, National Institute of Health. The Dietary Intake of Wheat and other Cereal Grains and Their Role in Inflammation. Web 04/04/2016. http://www.ncbi.nlm.nih.gov/pmc/articles/PMC3705319/

11   PMC US National Library of Medicine, National Institute of Health Leaky gut and autoimmune diseases, Web 04/04/2016 http://www.ncbi.nlm.nih.gov/pmc/articles/PMC3384703/

12   US National Library of Medicine, National Institute of Health. The role of Epstein-Barr virus infection in the development of autoimmune thyroid diseases. Web 18/06/2016 http://www.ncbi.nlm.nih.gov/pubmed/25931043.

13   US National Library of Medicine, National Institute of Health. Antibodies to Yersinia enterocolitica in immunogenic thyroid diseases. Web 18/06/2016 http://www.ncbi.nlm.nih.gov/pubmed/3618088

14   US National Library of Medicine, National Institute of Health. The association between Helicobacter pylori infection, type 1 diabetes mellitus, and autoimmune thyroiditis. Web 18/06/2016 http://www.ncbi.nlm.nih.gov/pubmed/24374947

15   Wentz, Isabella, PharmD, FASCP. Hashimoto's Thyroiditis, Lifestyle Interventions for Finding and Treating the Root Cause. P 82

www.ingramcontent.com/pod-product-compliance
Lightning Source LLC
Chambersburg PA
CBHW050405290526
45786CB00003B/1131